Dr Arthur BALVAY
Ex-interne des hôpitaux de Lyon

DE LA TOUX

DANS LA

Tuberculose pulmonaire chronique

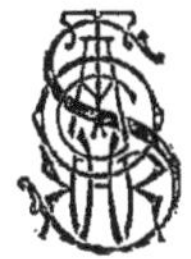

A. STORCK & Cie, IMPRIMEURS-ÉDITEURS
— LYON —
PARIS, 16, rue de Condé, près l'Odéon

—

1903

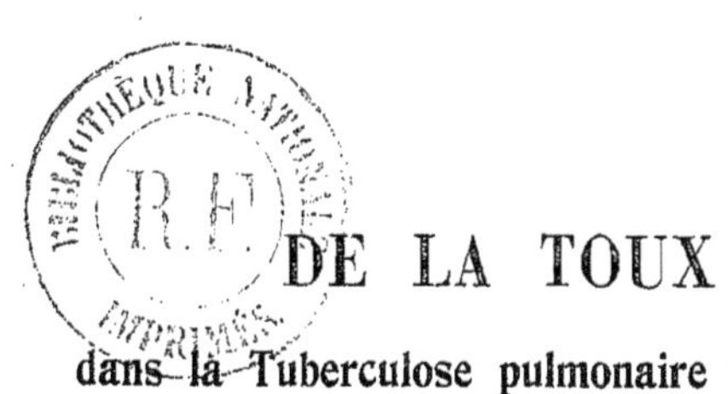

DE LA TOUX
dans la Tuberculose pulmonaire chronique

DU MÊME AUTEUR

Cystite pseudo-membraneuse chez un prostatique, *Lyon médical*, 1898.

Coma diabétique et injections massives de sérum artificiel, *Lyon médical*, 1899, n°s 2, 3, 5. — En collaboration avec le Dr ROGET.

État infectieux traité par les injections de sérum artificiel, *Lyon médical*, 1899.

Fibro-sarcome du creux poplité, *Lyon médical*, 1899.

Abcès du cerveau, *Lyon médical*, 1900.

Plaie pénétrante de poitrine avec blessure de la plèvre et du péricarde, *Lyon médical*, 1900.

Dr Arthur BALVAY
Ex-interne des hôpitaux de Lyon

DE LA TOUX

DANS LA

Tuberculose pulmonaire chronique

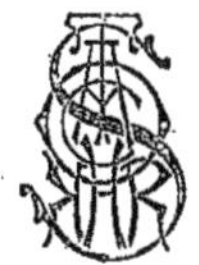

A. STORCK & Cie, IMPRIMEURS-ÉDITEURS
—❧ LYON ❧—
PARIS, 16, rue de Condé, près l'Odéon

—

1903

INTRODUCTION

———

« Un malade qui ne tousse pas n'est pas un phtisique », a
dit Lasègue. De tout le cortège symptômatique qui accompagne la tuberculose pulmonaire, la toux compte, en effet.
parmi les symptômes les plus constants. Elle apparaît
dès le début de la maladie et précède même parfois les
signes stéthoscopiques. Très variable pendant l'évolution
de la tuberculose, elle revêt souvent certains caractères qui
la transforment de symptôme banal en véritable complication. C'est à ce titre que son étude présente quelque
intérêt.

Ce travail comprend quatre chapitres.

Dans un premier chapitre nous avons fait une étude
physiologique de la toux en général. Cette étude permet
de comprendre certains faits cliniques, inexplicables en
apparence, comme l'origine de certaines toux extra-respiratoires. Elle permet d'expliquer la modalité de certaines toux tuberculeuses.

Dans un second chapitre, nous étudierons les variétés
de toux que l'on peut rencontrer dans la tuberculose pul-
monaire.chronique ainsi que ses caractères aux diverses
phases de la maladie.

Les complications causées par la toux vis-à-vis du malade et de son entourage font l'objet du troisième chapitre. Les complications sont nombreuses, parfois graves, comme la toux émétisante, et justifient les soins attentifs que l'on doit apporter dans le traitement de la toux tuberculeuse.

Ce traitement comprend le dernier chapitre. Nécessairement, la toux tuberculeuse bénéficie du traitement général hygiéno-diététique de la tuberculose pulmonaire qui parfois sera seul suffisant, et se confond très souvent avec lui. Parfois cependant, elle demande à être traitée d'une façon spéciale. Ce sont les cas les moins fréquents, il est vrai ; car à part l'hygiène, l'hydrothérapie, l'éducation morale du malade, la meilleure thérapeutique médicamenteuse est souvent, comme nous le verrons, de n'en pas faire.

CHAPITRE PREMIER

DE LA TOUX — SA DÉFINITION — SON ÉTUDE
PHYSIOLOGIQUE

———

SOMMAIRE. — **Définition de la toux.** — Son mécanisme.
— Toux d'origine respiratoire et extra-respiratoire.
— Impressions périphériques. — Toux respiratoire :
larynx, trachée, bronches, plèvres, pharynx, base de la
langue, voile du palais, fosses nasales. — Toux extra-
respiratoire : péricarde, œsophage, estomac, organes
génito-urinaires, oreilles. — Voies centripètes. — Voies
centrifuges. — Centres nerveux. — Rapports de la toux
expérimentale et de la toux pulmonaire tuberculeuse.

La toux est un acte réflexe se traduisant par une ou
plusieurs expirations brusques dues à la contraction des
muscles expirateurs. Le point de départ de cette contraction réflexe est une impression périphérique produite sur
un point quelconque de l'organisme innervé par le pneumogastrique, tronc ou filets terminaux.

C'est étendre ainsi beaucoup la définition de cet acte.
Dans notre esprit, il est habituellement lié à la présence
dans les voies respiratoires d'un corps étranger quelconque, d'un crachat, d'une affection catarrhale ou inflam-

matoire. C'est là le fait le plus fréquent, mais non constant. La physiologie est en effet d'accord avec la clinique pour trouver dans nombre d'organes, n'ayant en apparence que peu ou point de rapport avec l'appareil respiratoire, la cause de certaines toux réflexes. Ces dernières constituent le groupe des toux extra-respiratoires. Mais pour les unes comme pour les autres, si le siège de l'impression périphérique varie, l'effet est le même et se traduit à notre oreille par une ou plusieurs expirations sonores dues à la contraction des muscles expirateurs.

La toux est un acte demandant pour se produire la mise en jeu d'un appareil complexe. Elle exige une impression périphérique qui par des conducteurs centripètes va impressionner un centre cérébral. Ce dernier, par l'entremise d'autres conducteurs centrifuges, provoque la contraction spasmodique des muscles expirateurs. Ce centre est relié lui-même à d'autres centres médullaires réflexes par des conducteurs qui, à l'heure actuelle, nous sont inconnus, mais dont l'existence est prouvée par l'action évidente de la volonté sur la contraction des muscles expirateurs dont le spasme temporaire constitue la toux.

Il nous a paru intéressant, avant de faire l'étude de la toux au cours de la tuberculose pulmonaire chronique, d'examiner si la physiologie est d'accord avec la clinique pour expliquer les modalités de certaines toux suivant leur point de départ, le genre de l'impression périphérique, le mode des lésions, etc. Cette étude nous permettra de donner une évidence plus complète à certains faits cliniques et d'en rendre l'explication plus facile.

De plus comme les toux extra-respiratoires viennent souvent apporter leur appoint à la toux pulmonaire, il nous a semblé rester dans le cadre que nous nous sommes imposé en parlant aussi de leur physiologie. Nous allons donc passer en revue :

1° Les impressions périphériques, respiratoires et extra-respiratoires capables de provoquer la toux ;

2° Les voies centripètes ;

3° Les voies centrifuges ;

4° Les centres nerveux.

I. — Impressions périphériques.

A. — Toux d'origine respiratoire

1° *Larynx*. — La muqueuse du larynx est le siège d'une exquise sensibilité, laquelle se manifeste par de violentes secousses de toux sous l'influence de la plus légère excitation. Cette sensibilité est sous la dépendance du rameau supérieur du nerf laryngé supérieur, branche du pneumogastrique. On sait quelles secousses pénibles de toux provoque l'introduction dans les voies respiratoires de petites parcelles alimentaires dans l'acte appelé vulgairement « avaler de travers ».

Les physiologistes ont étudié directement les circonstances qui provoquent la toux laryngée et quels points du larynx donnent plus spécialement naissance à ce phénomène. Krimer (1) provoqua expérimentalement la toux chez les animaux en insufflant au niveau de leurs cordes vocales de la limaille de fer ou en faisant au même endroit

____

(1) Krimer (W.) : *Untersuchungen über die naechste Ursache des Hustens*, Leipzig, 1819.

une injection d'alcali caustique. Blumberg (1) arriva aux mêmes résultats par l'application d'irritants mécaniques et chimiques.

La façon d'expérimenter joue un grand rôle dans la production de cette toux laryngée expérimentale. Les mêmes excitants appliqués de manière différente peuvent provoquer la toux ou ne pas la produire. Voici ce que Krishaber et Peter (2) ont observé : « Quand on cautérise avec une substance liquide corrosive, quelque peu concentrée, la muqueuse du larynx, ou bien quand on la touche avec une substance solide qui en modifie instantanément la surface, comme par exemple, le nitrate d'argent en nature, on provoque l'occlusion convulsive du larynx qui se manifeste par plusieurs mouvements successifs d'inspiration bruyante et pénible, les mouvements d'expiration restent au contraire calmes et profonds. La muqueuse du larynx est douloureuse pendant quelques heures ou quelques minutes, suivant l'intensité de la substance employée, mais il ne survient pas de toux.

« Si au lieu de corroder la muqueuse du larynx on y porte, au contraire, une simple goutte d'eau (avec le petit porte-éponge laryngé) en imitant ainsi ce qui arrive fréquemment lorsqu'on avale de travers, il survient encore un mouvement convulsif des muscles de la glotte comme dans le cas précité, mais le phénomène provoqué est très différent ; on note maintenant une toux violente, bruyante, brutale, résultat de la contraction de tous les muscles expirateurs sollicités par action réflexe. »

(1) BLUMBERG: Inaugural Dissertation, Dorpat, 1865.
(2) KRISHABER et PETER : *Dictionnaire Encyclopédique des sciences médicales*, série XI, vol. L, page 670.

Il résulte de ces expériences que lorsqu'on détruit les extrémités nerveuses des branches du pneumogastrique laryngé par un contact trop violent, la toux ne se produit pas et, qu'au contraire elle est très violente quand on chatouille seulement la périphérie de la muqueuse.

Ces observations concordent absolument avec les données de la clinique. Il n'est pas rare de voir des tuberculoses avancées du larynx, dans lesquelles les cartilages sont atteints, la muqueuse corrodée, évoluer sans presque provoquer la toux; tandis qu'au début de cette même affection, alors qu'il n'existe encore que quelque granulations, se détachant sur une muqueuse rouge dont l'inflammation augmente la sensibilité, la toux est violente, quinteuse, répétée. Pour la même raison, un crachat peu volumineux mais visqueux et adhérent à la muqueuse laryngée sera la cause occasionnelle d'une toux violente jusqu'au rejet du corps provocateur.

Il est intéressant de savoir quels sont les points du larynx dont le contact provoque le plus facilement la toux. Ce sont les auteurs allemands qui ont le plus contribué à élucider cette question, entre autres Krimer (1), Blumberg (2), Nothnagel (3) et Koths.

Nothnagel, de ses expériences sur les chats (section de la membrane hyo-thyroïdienne et ablation d'une portion de cartilage thyroïde) a conclu que le contact avec un stylet mousse des parties sous-jacentes aux cordes vocales ou situées entre les cordes vocales provoquait une toux très énergique, tandis que le même attouchement au-

(1) *Loco citato.*
(2) *Loco citato.*
(3) Nothnagel : *Gaz. hebd.,* 1868, p. 813,

dessus des cordes vocales supérieures et sur leur face supérieure ne déterminait aucun phénomène. Koths a expérimenté sur des animaux narcotisés en se servant d'une plume, d'une sonde, d'un pinceau imbibé d'ammoniaque, d'eau salée, d'un courant électrique. Il a vu que le contact des bords libres des cordes ne produisait rien, mais qu'au contraire la toux était très violente quand on venait à toucher la muqueuse interaryténoïdienne. Viennent ensuite comme sièges exquis de sensibilité les replis glosso-épiglottiques, ary-épiglottiques, et surtout la portion de ces replis la plus voisine de l'épiglotte ainsi que la portion adjacente du rebord de ce cartilage. Vulpian (1) est venu confirmer l'opinion de Koths. Il est même allé plus loin que ce dernier expérimentateur et a cherché les points les plus sensibles de l'espace inter-aryténoïdien. Il a trouvé que la portion douée de la plus grande sensibilité est le point où le cartilage aryténoïde se termine et où commence la véritable corde. Le point maximum de sensibilité se trouve à 2 ou 3 millimètres à la partie interne, situé plutôt sur le cartilage.

Ces expériences prouvent donc que la région la plus sensible du larynx est l'espace inter-aryténoïdien. Viennent ensuite par ordre de fréquence décroissante les replis glosso et ary-épiglottiques et la face postérieure de l'épiglotte.

L'anatomie pathologique semble confirmer les résultats acquis par la physiologie expérimentale. On sait en

______

(1) VULPIAN : Sur la production de la toux par excitation de la membrane muqueuse du larynx. In *Archives de physiologie*, 1882, p. 272.

effet que les granulations tuberculeuses ont un mode de
prédilection pour cet endroit de la muqueuse laryngée qui
recouvre le muscle aryténoïdien et les cartilages de
même nom. C'est ce qui explique la violence de la toux
dans certaines tuberculoses laryngées commençantes
tandis qu'elle fait souvent défaut quand les autres parties
du larynx sont prises, alors que les portions les plus
sensibles, celles de l'espace inter-aryténoïdien surtout,
sont détruites.

2° *Trachée et bronches*. — Pour la trachée et les
bronches les expériences ont été contradictoires. Par
l'application d'irritants mécaniques et chimiques sur la
muqueuse de ces organes Budge, Blumberg n'ont pu
provoquer la toux. Green n'a pu avoir un résultat plus
positif par l'injection de médicaments chez l'homme.
Rosenthal (1) de même a échoué. Selon lui l'irritation
seule des parties innervées par le laryngé supérieur peut
provoquer la toux. Nous-même, au cours d'injections
trachéales d'huile créosotée, pratiquées chez des malades
habitués depuis longtemps à ce traitement, avons constaté
souvent, surtout quand nous avions soin d'enfoncer la
canule au-dessous du larynx, l'absence complète de toux
ou la production d'une seule secousse expiratoire.

Des expérimentateurs nombreux ont réfuté les conclusions de Budge, Blumberg, Green, Rosenthal. Ainsi
Longet, Schiff, Nothnagel nous ont appris que la muqueuse des bronches réagit aux irritations mécaniques
mais avec beaucoup moins d'énergie que la muqueuse du

(1) Rosenthal : *Die Athembewegung und ihre Beziehungen zum
Nervus vagus*, Berlin, 1862.

larynx. Voici comment ce dernier physiologiste procède
pour aller irriter expérimentalement la muqueuse bronchique : il pratique une ouverture à la paroi thoracique
en réséquant de petites portions de deux côtes ; il attire
ensuite le poumon au dehors et le fixe à l'aide de deux
sutures aux bords de la plaie; il coupe alors la portion du
poumon qui fait saillie et met ainsi à jour les orifices
de petits rameaux bronchiques. Il introduit par ces ouver-
tures un corps irritant qui a pour effet de produire de la
toux, mais une toux qui, comme nous l'avons dit, est
moins violente que celle que l'on provoque en irritant la
muqueuse laryngée.

Ainsi donc la muqueuse bronchique est sensible. Le
nerf qui lui communique sa sensibilité spéciale est le
pneumogastrique. Comme nous l'avons vu dans la définition ce nerf réagit d'une façon particulière. Son excitation
produit la toux. Sous son influence, lorsqu'un corps
étranger, si minime soit-il, crachat ou corps venu du
dehors, vient irriter la muqueuse bronchique, aussitôt
les muscles extérieurs et intérieurs de l'appareil de la
respiration entrent en convulsion pour chercher à
l'expulser.

L'action des muscles externes est alors aussi évidente
que possible; celle des muscles intérieurs, c'est-à-dire,
des muscles de Reisseissen a été constatée expérimentalement par M. Longet. Cet éminent physiologiste a en
effet soumis chez le bœuf et le cheval le tronc du nerf
pneumogastrique et les filets bronchiques qu'il fournit
dans la cavité thoracique, à l'influence immédiate des
irritations mécaniques et galvaniques ; il a pu parfaitement constater de visu les contractions musculaires

jusque dans les dernières ramifications bronchiques. Il est vrai que Winbrich n'est pas arrivé aux mêmes conclusions que Longet. Le physiologiste allemand, qui a appliqué le manomètre à cette étude, dit que « le manomètre ne subit aucune oscillation susceptible d'être rapportée à la tonicité vitale des bronches. » Comme il est probable qu'en physiologie expérimentale, l'inconstance des phénomènes tient surtout à ce qu'on ne se place pas toujours dans des conditions identiques, on peut logiquement admettre que les résultats contradictoires des deux physiologistes précédents tiennent à ce que Winbrich excitait directement le tissu bronchique, tandis que Longet agissait sur les nerfs des bronches.

Nous venons de voir que les filets bronchiques du nerf vague étaient destinés à donner la sensibilité à la muqueuse et la contractilité au muscle sous-jacent à cette muqueuse ; ce qui le prouve encore une fois de plus, ce sont les sections des nerfs pneumogastriques au niveau de la partie moyenne du cou qui ont pour effet : 1° de supprimer complètement la sensibilité de la muqueuse bronchique, si bien qu'on peut la toucher, la cautériser même sans que l'animal en ait conscience ; 2° d'abolir la contractilité du muscle de Reissessen (Yhitz) (1).

D'après ce qui précède il est donc de toute évidence que c'est à l'irritation des rameaux bronchiques du nerf vague que doit être imputée la toux de la bronchite tuberculeuse. Au début de cette dernière affection, la cause provocatrice de ce symptôme est uniquement l'hyperémie et le gonflement de la muqueuse. Sous l'influence de cette

____

(1) Yhitz : Thèse de Paris, 1876.

altération anatomique, la muqueuse est plus facilement
impressionnée par l'air atmosphérique, son excitant naturel, et manifeste par de la toux son irritation anormale.
Lorsqu'à cette première période d'hyperémie et de tur-
gescence succède la phase sécrétoire, la toux, en même
temps qu'elle change de caractère, reconnaît une tout
autre origine. Elle est alors le produit de l'irritation
causée par les crachats et l'on conçoit facilement que la
toux sera d'autant plus pénible que les crachats seront
plus adhérents et par suite plus difficiles à évacuer.

La partie la plus sensible de la trachée serait le point
de division bronchique. Koths a fourni les preuves expérimentales de cette assertion, corroborée d'ailleurs par les
expériences de Vulpian. Il est facile de comprendre qu'un
crachat venant des petites bronches provoquera le maximum de toux à son passage au niveau de la bifurcation
de la trachée.

Il faut remarquer aussi que les physiologistes ont expérimenté sur des trachées et des bronches saines, tandis
qu'il n'en est pas ainsi dans la tuberculose pulmonaire. La
muqueuse congestionnée, hyperémiée, possède alors une
sensibilité spéciale. Son inflammation quoique superficielle irrite les terminaisons nerveuses voisines et les
rend très aptes à la production de la toux.

3° Parenchyme pulmonaire. — Quant à la toux d'origine
pulmonaire, les expériences entreprises dans le but d'en
faire connaître la pathogénie n'ont pas abouti à des résultats concluants. A l'état normal l'irritation des poumons
ne semble pas donner lieu à des accès de toux. Nothnagel,
Koths n'ont pu obtenir que des résultats incertains.

Quoi qu'il en soit la toux n'en existe pas moins dès le début de la tuberculose pulmonaire. Elle est occasionnée par l'irritation des filets du vague, causée par le voisinage des granulations tuberculeuses, D'ailleurs la muqueuse des petites divisions bronchiques réagit facilement, s'hyperémie. L'arrivée de l'air au contact de cette muqueuse congestionnée peut à elle seule produire, la contraction des muscles expirateurs, de sorte qu'il est difficile dans la toux du début de la phtisie de faire la part de ce qui revient à l'élément pulmonaire proprement dit et de ce qui appartient à l'élément bronchitique. Dans tous les cas un fait certain demeure, l'existence de la toux au début de la tuberculose pulmonaire chronique.

4° *Plèvres*. — Comme il est généralement admis que la toux constitue un des symptômes de la pleurésie, il était naturel de penser que l'irritation expérimentale de la séreuse pulmonaire dût provoquer la toux. Cependant, entre les mains de certains physiologistes, cette expérience a donné des résultats négatifs.

Ainsi Green, Blumberg, Nothnagel, ont excité directement la plèvre sans pouvoir produire la toux. D'un autre côté, les expériences de Koths lui ont donné des résultats contraires à ceux auxquels est arrivé Nothnagel. Il s'est servi pour irriter la plèvre d'applications de glace, de badigeonnage de teinture d'iode, et par ces divers procédés, il s'est assuré que l'irritation de la plèvre costale provoquait la toux, tandis qu'il pouvait impunément irriter la plèvre pulmonaire.

Ces expériences ne confirment nullement ce que l'on observe à l'état pathologique parce que ces procédés d'expérimentation modifient singulièrement la qualité des excitations pleurales. Le degré de sensibilité de la plèvre est amplement démontré par ce qui se passe dans le cas de pneumothorax où il survient une ouverture accidentelle de la plèvre qui amène dans l'intérieur de sa cavité un épanchement d'air ou de corps irritants, tel que pus, sang, etc., etc.. On sait qu'au moment de la perforation de la plèvre, les malades éprouvent une douleur poignante et intolérable dans l'un des côtés du thorax ; il leur semble que quelque chose se déchire ou éclate dans leur poitrine. Cette douleur est accompagnée d'une toux qui est des plus pénibles.

Il est donc établi, sinon expérimentalement, du moins par l'observation clinique, que la plèvre réagit par les efforts de toux contre les irritations pathologiques.

Maintenant, par quel mécanisme se produit la toux dans les affections pleurales? Voici quelle est à ce sujet l'opinion de Peter (1) : « C'est par excitation des filets terminaux du nerf vague que le pleurétique tousse ; et cette excitation a lieu par transmission de l'inflammation de la plèvre viscérale aux couches corticales adjacentes du poumon, et par suite, aux ramuscules bronchiques contigus, lesquels sont animés par le nerf vague. »

L'explication de la toux d'origine pleurale se trouve tout entière contenue dans cette phrase. Ici, comme dans l'inflammation de la surface interne des voies respiratoires, la toux est un phénomène réflexe dû à l'excitation des branches du nerf vague. C'est ce qui établit une

____

(1) PETER ; *Clinique médicale,*

analogie entre la toux pleurale et les toux ayant une autre origine. Partout, le pneumogastrique est le nerf qui produit par action réflexe le phénomène toux.

5° *Pharynx*. — Seul Koths s'est occupé de la production de la toux par irritation de la muqueuse pharyngée. En irritant la paroi postérieure du pharynx, il a pu obtenir quelques secousses de toux.

En clinique, c'est très souvent au niveau du pharynx qu'il faut chercher la cause de certaines toux rebelles au cours de la tuberculose pulmonaire. C'est aussi fréquemment aux troubles de sensibilité de cet organe que l'on doit rapporter l'origine de certains vomissements alimentaires des tuberculeux.

6° *Base de la langue et voile du palais*. — Koths en expérimentant a pu provoquer quelques secousses de toux par l'excitation de la muqueuse de ces régions. En clinique, au cours de la tuberculose pulmonaire, se trouve à cet endroit la cause de certaines toux rebelles.

7° *Fosses nasales*. — Il est d'observation courante que le contact d'un instrument avec la muqueuse des fosses nasales provoque l'éternuement et parfois la toux. En clinique, il est toujours de la plus haute importance d'en faire un examen complet dans la recherche des toux dont le point de départ est difficile à déterminer.

Les toux d'origine respiratoire ont donc leur point d'origine au niveau des bronches, de la trachée, du larynx. On peut leur adjoindre le pharynx, la base de la langue et les fosses nasales, comme nous venons de le faire.

Mais le point de départ de l'acte réflexe qui constitue la toux peut être localisé dans des organes devant rester, en apparence, complètement étrangers à cet acte. Ce sont les toux extra-respiratoires. Leur existence est prouvée par de nombreuses observations de malades. Nous allons voir sommairement si la physiologie est ici d'accord avec l'observation clinique.

B. — Toux d'origine extra-respiratoire

1° *Péricarde.* — En expérimentant sur cet organe, Koths n'a pu obtenir que des résultats incertains. D'ailleurs, la mise à nu du péricarde est excessivement difficile, car elle provoque presque fatalement un pneumothorax. On cite cependant, en clinique, des toux à point de départ péricardique. Ces faits sont rares.

2° *Œsophage; estomac.* — Krimer (1) en dilacérant l'œsophage a pu provoquer la toux chez les animaux. Koths a eu aussi, par l'expérimentation sur cet organe, des résultats positifs, mais il n'a rien pu obtenir à propos de l'estomac.

Cependant, c'est un fait clinique certain que la toux à point de départ gastrique. Nous en reparlerons longuement en traitant de la toux émétisante.

3° *Organes génito-urinaires.* — Spring a pu provoquer la toux en injectant de l'eau froide dans le canal de l'urètre, dans la vessie et le rectum. On connaît en cli-

(1) Krimer : *Loc. cit.*

nique la toux d'origine utérine, dont le diagnostic avec la toux de la tuberculose pulmonaire peut parfois présenter certaines difficultés quand la fièvre et l'amaigrissement existent.

4° *Oreille*. — Parfois l'injection de liquide dans le conduit auditif provoque la toux. Chez des malades et des individus sains, Koths est arrivé au même résultat, en excitant avec un corps rigide la muqueuse de l'oreille externe. On a eu parfois à faire le diagnostic de ces toux auriculaires avec celle de la tuberculose pulmonaire : témoin le cas de Fox (1).

II. — Voies centripètes.

Le nerf chargé de porter aux centres nerveux l'impression périphérique est le pneumogastrique. C'est lui le conducteur centripète, que l'impression périphérique siège dans les voies respiratoires, dans les organes abdominaux, au niveau du médiastin, etc.

D'autre part, on peut penser que tous les nerfs sensitifs, y compris les nerfs sensoriels, peuvent agir sur le centre respiratoire à la façon du pneumogastrique, et produire des réflexes excito-moteurs, et cela par des voies inconnues. Ainsi, une impression morale peut provoquer la toux, être une cause excitatrice, comme cela se rencontre souvent dans l'hystérie, ou au contraire, être une

(1) Fox : *Acad. méd. brit.*, 1869.

cause frénatrice et la faire cesser. Ce sont des faits cliniques à l'étude desquels l'histologie et la physiologie ne peuvent rien apporter.

III. — Voies centrifuges.

C'est encore le pneumogastrique qui, là, joue le principal rôle. La toux, avons-nous vu, est due à un spasme des muscles expirateurs. Or, le pneumogastrique est le nerf moteur des muscles lisses bronchiques. Les nerfs intercostaux jouent certainement un rôle dans la contraction des muscles intercostaux, laquelle entre en jeu, elle aussi, pendant la toux.

Les voies inspiratrices sont plus nombreuses. C'est d'abord le nerf phrénique, qui est le nerf moteur du diaphragme, puis le spinal, qui est celui du sterno-cléido-mastoïdien ; enfin, les plexus cervical et brachial, qui donnent le mouvement à un certain nombre de muscles inspirateurs.

IV. — Centres nerveux.

Quant au centre cérébral de la toux, il est permis de croire qu'il se confond avec le centre respiratoire (nœud vital), avec quelques centres accessoires au niveau de la moelle du quatrième ventricule et des tubercules quadrijumeaux. On sait que l'excitation du centre respiratoire développe des contractions rythmiques des muscles inspirateurs. Le mouvement expiratoire qui suit est purement passif.

Or, la toux est un acte réflexe caractérisé par des mouvements expiratoires actifs. En considération de ces faits, Funke avait déjà supposé que les nerfs moteurs des muscles inspirateurs et ceux des muscles expirateurs avaient des ganglions distincts. Il semble que le nœud vital soit le centre des muscles inspirateurs. Celui des muscles expirateurs n'est que soupçonné.

Koths, de ses expériences, avait conclu que le centre de la toux devait être un peu plus haut que le nœud vital. En effet, après la section de la moelle allongée par le milieu du plancher du quatrième ventricule, l'excitation de cette région provoquait encore la toux quand la section passait au-dessus de l'obex, mais ne la produisait plus, quand la section passait un peu au-dessous. Il semble donc, ajoute Koths, que le centre tussigène est situé à deux centimètres au-dessus de l'obex, en un point compris dans l'alea cinerea, à l'émergence d'un certain nombre de filets du vague.

La toux pathologique exige pour sa production le même mécanisme que la toux physiologique. Les données expérimentales que nous venons de passer sommairement en revue nous donneront tout à l'heure l'explication de certaines modalités de toux tuberculeuse. Elles paraîtront surtout intéressantes quand nous aborderons l'étude du traitement de la toux, en nous montrant que pour obtenir un bon résultat thérapeutique, il est le plus souvent nécessaire d'agir sur chacune des parties constituant cet acte si complexe et que ne vouloir traiter par exemple que l'impression périphérique ou l'excitation centrale serait s'exposer le plus souvent à un échec presque certain.

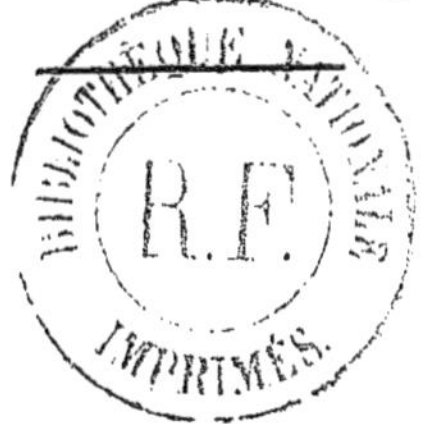

CHAPITRE II

CARACTÈRES DE LA TOUX DANS LA TUBERCULOSE PULMONAIRE CHRONIQUE

SOMMAIRE. — La toux peut être : sèche, humide, brève, prolongée, superficielle, profonde, quinteuse, coqueluchoïde, sonore, voilée, caverneuse. — Toux utile. — Inutile. — Les animaux tuberculeux toussent. — Chez l'homme : au 1ᵉʳ degré : toux sèche ou quinteuse. — Ses différents caractères. — Influence de la névropathie. — 2ᵉ degré : toux plus fréquente, humide. — 3ᵉ degré : toux grasse, caverneuse, éteinte.

Les caractères de la toux tuberculeuse ne sont pas intéressants à étudier que dans les tuberculoses pulmonaires à marche relativement lente. Dans les formes aiguës, les symptômes généraux revêtent d'ordinaire un tel caractère de violence que la toux en tant que symptôme passe au second rang. Parfois cependant, dans certains cas de granulie, la toux aidera à différencier cette affection de certaines maladies, surtout de la dothiénentérie. Dans la granulie la toux est sèche, surtout plus fréquente que dans la fièvre typhoïde. Ce caractère de fréquence est d'autant plus remarquable que l'auscultation dans la première est le plus souvent négative, tandis qu'on est frappé fréquemment dans la seconde par l'audition de nombreux râles sibilants et ronflants qui remplissent parfois la poitrine entière. Ces râles ne s'accompagnent que d'une toux légère et surtout d'aucune dyspnée.

C'est surtout dans la tuberculose pulmonaire chronique que l'observation de la toux présente le plus d'intérêt.

Mais avant d'en étudier les caractères aux diverses périodes de la maladie, nous allons passer en revue les modalités qu'elle peut présenter au cours de l'affection sans tenir compte de ses phases.

Dans la tuberculose pulmonaire la toux est dite sèche quand il n'y a pas d'expectoration. Elle est alors la conséquence soit de la congestion d'une zone pulmonaire, soit d'un état catarrhal de la muqueuse laryngée. A l'examen laryngoscopique on ne découvre aucune lésion bacillaire. La muqueuse est seulement rouge, légèrement vernissée. Cependant l'œil aperçoit parfois au niveau des cordes vocales une ou plusieurs petites granulations. Ces granulations jouent le rôle de corps étrangers, provoquent une toux rebelle et fréquente car le corps provocateur de la toux est dans ce cas un corps adhérent qui ne peut être expulsé comme un crachat.

La toux est dite humide ou grasse quand elle est suivie d'expectoration. Cette expectoration peut n'être composée que de salive et de mucus. Cette sécrétion muqueuse vient du larynx, de la trachée et des parois bronchiques. Elle est causée par une hypersécrétion des glandes de ces divers organes. Cette hypersécrétion n'est elle-même que la conséquence d'un état catarrhal siégeant au voisinage des lésions pulmonaires, au début de la tuberculose. Parfois l'expectoration, en grande partie muqueuse, contient quelques parcelles purulentes. Ces parcelles proviennent soit du larynx quand il existe concomitamment avec les lésions pulmonaires des lésions de cet organe, soit du poumon quand la fonte des alvéoles commence à se produire. Cette quantité de pus peut être très variable. Elle varie de quelques filaments à peine visibles à l'œil nu à la totalité du crachat. L'abondance du pus est parfois telle que l'on croirait se trouver en présence d'une véritable vomique. C'est ce qui se produit notamment dans le cas de grandes cavernes se vidant le matin par des secousses répétées de toux. Outre le pus et le mucus, la toux humide peut s'accompagner d'une quantité variable de sang. On n'observe parfois dans le crachat que quelques filets sanguinolents ; parfois la totalité du crachat est rouge. Cette expectoration rouge se prolonge d'ordinaire pendant plusieurs jours jusqu'à l'expulsion complète du sang épanché dans le poumon. D'abord très rouge, le sang prend peu à peu une teinte plus sombre, se rapprochant de la couleur du sang veineux.

Quand la toux au cours de la tuberculose pulmonaire chronique se réduit à une secousse expiratoire unique, on dit qu'elle est brève. Le plus souvent c'est une toux *inutile*. Parfois cependant, chez certains malades dont l'éducation de la toux est complète, elle n'est que la secousse expiratoire destinée à expulser un crachat, arrivé au niveau du larynx. Habituellement sèche, elle est la conséquence d'une pharyngite chronique, d'une congestion pharyngée accompagnant le début de la tuberculose pulmonaire, parfois même d'une lésion catarrhale de ces régions, sans intervention du bacille de Koch et entretenue par la persistance de la toux. Elle peut n'être que le résultat de l'habitude, une sorte de tic des muscles expirateurs. Cette dernière est le type de la toux inutile.

La toux est dite prolongée quand les secousses expiratoires sont nombreuses et se succèdent. Ce caractère de la toux est dû soit à une viscosité particulière des crachats qui les rend adhérents à la paroi des organes qu'ils parcourent, soit à un emphysème marqué des alvéoles pulmonaires. Le courant d'air expiratoire n'est plus dans ce cas assez violent pour expulser le crachat au moyen d'une seule secousse. Enfin cette prolongation des expirations peut être due à une névrose du pneumogastrique et des centres nerveux expirateurs comme ce phénomène s'observe fréquemment chez certains névropathes. Ces centres et le pneumogastrique réagissent plus qu'il n'est nécessaire à la sensation produite par l'impression périphérique. Voilà pourquoi la toux prolongée s'observera de préférence chez les femmes et les jeunes sujets plus enclins à la névropathie que les hommes et les gens âgés.

Quand la secousse expiratoire et l'inspiration qui la suit se produisent sans efforts on dit que la toux est superficielle. Elle a lieu souvent à l'insu de l'entourage des malades, parfois même presque à l'insu du malade lui-même. Ce caractère de superficialité de la toux est toujours une qualité à condition que cette toux soit utile. On cherche à l'obtenir par une thérapeutique savamment conduite et surtout par l'éducation morale des malades. Elle a l'avantage de ne pas être une cause d'irritation pour les voies respiratoires, d'ébranlement pour les alvéoles pulmonaires. Elle ne produit aucun traumatisme du poumon, cause fréquente d'appel des lésions bacillaires.

La toux profonde est l'opposé de la toux superficielle. Ici, l'expiration est violente, sonore et semble ébranler le thorax tout entier. Elle est l'indice de lésions pulmonaires avancées ou encore celui d'une irritation spéciale du pneumogastrique.

Parfois au cours de la tuberculose pulmonaire la toux devient quinteuse. Les secousses expiratoires se décomposent alors en un certain nombre de saccades convulsives. Elle est l'indice d'un état névropathique avancé du malade, d'une sensibilité anormale de la muqueuse des voies respiratoires, d'une viscosité particulière des sécrétions muqueuses ou purulentes qui adhèrent aux parois des organes. Parfois elle est due à la compression du tronc du pneumogastrique par des ganglions médiastinaux hypertrophiés ou encore à une inflammation des filets pulmonaires du vague causée par le voisinage des lésions bacillaires.

Quand plusieurs quintes se suivent, séparées par une inspiration prolongée, la toux est dite coqueluchoïde. Elle n'est que l'exagération de la toux quinteuse. Son épithète de coqueluchoïde lui vient de sa ressemblance avec la toux observée dans la coqueluche. Elle est habituellement symptomatique d'une hypertrophie des ganglions du médiastin qui compriment le tronc du pneumogastrique.

Suivant son timbre et son intensité, la toux revêt différents caractères.

Elle est dite sonore lorsqu'elle se traduit par un bruit éclatant. C'est l'indice d'une contraction brusque, spasmodique des muscles expirateurs. Cette contraction brusque traduit elle-même l'état de sensibilité anormale du sujet qui en est atteint.

La toux croupale ressemblant à l'aboiement d'un chien est rare au cours de la tuberculose pulmonaire. On l'observe parfois dans certaines formes de tuberculose laryngée quand les cordes vocales et les parois du larynx sont profondément infiltrées par des productions tuberculeuses.

Quand, au cours de la tuberculose pulmonaire, la toux devient rauque, voilée, elle indique un état avancé des lésions du larynx ou encore l'affaiblissement considérable du courant d'air expirateur par contraction insuffisante des alvéoles pulmonaires. Cette toux voilée aboutit fréquemment à la toux éteinte. Cette dernière est l'indice d'une destruction profonde des parties constitutives du larynx. Elle s'observe aussi fréquemment, à la période ultime de la maladie, quand le malade, haletant, gît étendu sans force sur son lit.

Au cours de la tuberculose pulmonaire, ces caractères de la toux que nous venons de passer sommairement en revue, caractères de durée, d'intensité, de timbre, etc., ont l'avantage de préciser certaines lésions de la maladie, d'en indiquer le stade et d'aider à fixer un pronostic. Mais outre ces caractères, il est nécessaire de connaître le siège de l'impression périphérique qui donne naissance à la toux. C'est de la connaissance de ce siège en effet que dépendra le plus souvent le succès de la thérapeutique.

Suivant le siège de l'impression périphérique la toux reçoit un nom différent. Ainsi on a des toux laryngée, trachéale, bronchique, pleurale, gastrique, intestinale, utérine, ovarique, cérébrale. Ce simple énoncé dispense de donner une définition plus précise de chacune de ces sortes de toux. Toutes peuvent se rencontrer au cours de la tuberculose pulmonaire, seules ou associées à la toux d'origine pulmonaire.

Enfin, dans la phtisie, suivant que la toux est ou non suivie d'expectoration, on distingue deux sortes de toux : la toux *utile* et la toux *inutile*. La première est celle qui est suivie d'expectoration ; la seconde est la toux sèche. Très souvent, surtout chez les malades non éduqués, même dans la toux utile rentre une part d'inutilité ; c'est lorsque les secousses expiratoires sont profondes, répétées et que le crachat n'est pas cueilli pour ainsi dire par une seule secousse expiratoire. Cette toux inutile peut être la conséquence de la lésion d'un organe autre que le poumon et capable de la produire. Dans ce cas, guérir cet organe c'est amener sa disparition. Parfois elle est instinctive, causée par une impression périphérique extrêmement légère. La volonté peut le plus souvent amener sa disparition ou tout au moins diminuer sa fréquence et son acuité. Le traitement moral est alors tout puissant car cette toux instinctive doit être rapportée en grande partie à la névropathie.

Chez le phtisique, selon que le système nerveux est normal ou au contraire atteint, on peut distinguer deux sortes de toux. Dans le premier cas, la toux est une toux organique uniquement causée par la lésion d'un organe capable de la produire, sans que le système nerveux intervienne pour tempérer ou augmenter sa violence. Chez certains tuberculeux la toux peut être uniquement nerveuse, au moins dans la plupart de leurs quintes. C'est une toux névropathique. Le plus souvent elle procède des deux facteurs ; elle est à la fois organique et névropathique. Il y a dans ce cas deux éléments pour ainsi dire qui entrent en jeu, l'élément réflexe, forcé, et l'élément que la volonté peut discipliner. On comprend que les moyens de combattre les deux parties de cette même toux ne sont pas les mêmes. C'est ce que nous étudierons longuement dans notre dernier chapitre.

Nous allons maintenant passer en revue les différents caractères de la toux à chacun des stades de la tuberculose pulmonaire chronique.

Dans les formes aiguës de tuberculose pulmonaire, la toux, considérée en tant que symptôme, n'a qu'une importance secondaire. Les symptômes généraux attirent seuls l'attention. Ainsi, elle passe souvent inaperçue au cours de la tuberculose miliaire généralisée. Il en est de même dans la forme suffocante où l'asphyxie domine. Dans la forme typhoïde, souvent la toux n'apparaît que dans le deuxième septénaire. En tout cas, elle ne peut aider à faire pencher le diagnostic d'un côté plutôt que de l'autre. Elle ne revêt de caractères nettement tranchés que dans la tuberculose pulmonaire chronique.

Nous avons vu au chapitre précédent que les physiologistes n'avaient, dans la production de la toux par traumatisme pulmonaire, apporté que des faits peu probants. La clinique se trouve donc en désaccord avec la physiologie. Il est certain en effet que les phtisiques toussent par le seul fait de leurs lésions pulmonaires. Dans la phtisie, la toux ne manque jamais. C'en est un des premiers et principaux symptômes. « Un individu qui ne tousse pas n'est pas un phtisique », disait Lasègue. Cependant certains malades ne présentent aucune toux pendant tout le cours de leur maladie. Andral, Morgagni, Portal, Louis, Fournet, Villemin (1) en ont rapporté des exemples. Le professeur Grancher (2) cite dans son livre plusieurs observations de tuberculeux pulmonaires qui ont atteint sans tousser le second stade de leur maladie. Mais ces exceptions ne font que confirmer la règle. Aussi peut-on considérer comme constante la toux au cours de la tuberculose pulmonaire.

Comme l'homme, l'animal tuberculeux présente des quintes de toux. Ed. Nocard (3) décrit avec précision les caractères de la toux chez les animaux tuberculeux aux divers stades de leur maladie. Au premier degré, une bête tousse, de loin en loin, le matin, quand l'ouverture des portes laisse entrer l'air froid, quand on oblige l'animal à se lever ou à marcher ou encore quand on le fait boire. Habituellement la toux est sèche, petite, un peu sifflante, à courtes quintes. A un degré plus avancé, la toux augmente d'intensité. Elle devient plus fréquente et prend un caractère particulier de raucité. Elle est sifflante, quinteuse. Très souvent elle est grasse, parfois même suivie de rappel. La pression au niveau des côtes ou sur les reins la provoque facilement. Au dernier degré de la maladie, la toux devient de plus en plus faible ; les quintes sont douloureuses. On les entend à peine. La toux est éteinte.

Chez l'animal comme chez l'homme la toux est donc

(1) Villemin : *Étude de tuberculose*, 1868.

(2) Grancher : *Maladies de l'appareil respiratoire*, 1890.

(3) Nocard ; *Les tuberculoses animales, Encycl. des Aide-Mémoire,*

un symptôme constant de tuberculose pulmonaire. Elle revêt d'ailleurs à peu près les mêmes caractères.

Chez l'homme, au premier degré de la phtisie, la toux peut revêtir deux formes. Tantôt elle est sèche, brève, composée d'une seule saccade, de deux tout au plus, produite sans presque aucun effort et comme naturellement ; elle s'échappe pour ainsi dire de la poitrine par un petit mouvement convulsif sans que le malade s'en aperçoive (Fournet). La persistance de la toux attire seule l'attention. Les malades se plaignent plutôt d'un chatouillement, d'un grattement agaçant de la gorge ; ils mettent leur toux sur le compte d'un catarrhe laryngé banal et ne s'en inquiètent pas autrement. Tantôt la toux est plus pénible, quinteuse, pouvant amener par sa fréquence des troubles circulatoires, des sueurs et provoquer des vomissements. Elle est toujours sèche, mais reste tenace et produit un ébranlement général du thorax.

La différence de caractère de ces deux toux du début de la phtisie tient ordinairement à un état névropathique différent des malades. Le tuberculeux à quintes violentes est un névropathe le plus souvent. L'élément réflexe l'emporte de beaucoup chez lui sur l'élément disciplinable par la volonté. C'est la raison pour laquelle on observe cette sorte de toux de préférence chez les individus nerveux, les femmes et les jeunes sujets. Ce genre de toux peut tenir parfois cependant à la présence d'un petit tubercule siégeant soit au niveau de la bifurcation des bronches, soit au niveau de la glotte, de l'espace interaryténoïdien qui sont, comme nous l'avons vu, les endroits les plus susceptibles de provoquer la toux. Mais d'ordinaire, c'est à la névropathie qu'il faut rapporter le

caractère de ténacité et d'acuité des quintes du début de
la tuberculose pulmonaire. C'est souvent aussi à la même
raison qu'il faut attribuer, dans certains cas, les vomissements alimentaires provoqués par la toux émétisante.

Cette toux du début est sèche parce qu'il n'existe que
de l'hyperémie autour des granulations tuberculeuses.
Cette hyperémie ne s'accompagne en effet d'aucune
sécrétion au niveau des vésicules pulmonaires ou des
bronches. Parfois cependant dès le début la toux s'accompagne d'expectoration mousseuse. Ce phénomène se
remarque surtout quand les quintes de toux sont fréquentes et violentes. C'est un état catarrhal des voies
aériennes provoqué et entretenu par la toux. Raugé (1)
a signalé cette même sécrétion à la suite de certaines toux
nerveuses, sans symptômes de tuberculose.

Cette toux du début est toujours un acte réflexe. Elle
a pour point de départ une impression produite sur les
terminaisons nerveuses du pneumogastrique au niveau
du larynx, de la trachée ou des bronches. Cette impression est elle-même la conséquence soit de l'hyperémie
qui accompagne les tubercules du début, soit encore de
la sécrétion muqueuse du commencement de la tuberculose, sont encore du dépôt de sécrétions tuberculeuses
autour des terminaisons du pneumogastrique. On comprend que l'excitation sera plus ou moins vive suivant le
siège de l'hyperémie et que l'acuité de la toux présen-
tera des modalités diverses suivant l'état névropathique
ou non du malade.

Souvent au début de la maladie les quintes chez un

____

(1) Raugé : De la toux nerveuse, *Bull. médical*, Paris, 1891.

même malade sont beaucoup plus violentes qu'à la période
ultime. La raison en est qu'au dernier stade du la tuberculose les extrémités nerveuses sont détruites en même
temps que les tissus qui les environnaient. Au début, au
contraire, les tissus sont normaux ; leur sensibilité est
augmentée par la congestion ; la sécrétion légère alors
ne produit qu'un léger frôlement éminemment favorable
pour la production de la toux, ainsi que nous l'avons
constaté dans les pages qui précèdent.

Le phtisique ne consulte habituellement que lorsque sa
toux devient bronchitique. C'est à ce moment qu'apparaît une légère sécrétion mousseuse due à la localisation
du catarrhe bronchique. Le malade ne fait remonter sa
maladie qu'à cette période. Pour lui elle a commencé
par un rhume quand le plus souvent le bacille de Koch
s'est établi depuis longtemps dans son poumon. Laënnec
et Germain Sée n'ont-ils pas dit que les individus qui ont
un rhume négligé ne devenaient pas tuberculeux, qu'ils
l'étaient depuis longtemps ? De même pour Sthall :
« Un rhume négligé est une phtisie commencée. »
Ces aphorismes exagérés sans doute dans leur sens
général doivent se montrer vrais dans bien des cas particuliers.

Au premier degré de la tuberculose pulmonaire la toux
survient dans la journée à intervalles plus ou moins éloi-
gnés. Elle augmente d'intensité vers le soir, mais elle est
surtout fréquente la nuit pendant le premier sommeil et
le matin au réveil. Souvent elle cesse pendant le milieu
de la nuit.

Cette augmentation de fréquence de la toux au commencement du sommeil a reçu diverses explications.

Hérard, Cornil et Hanot (1) l'attribuent à l'augmentation de l'excitabilité réflexe qui accompagne la période préparatoire du sommeil ; Chappell (2) au changement de position du corps qui étale les mucosités bronchiques sur des muqueuses non habituées à leur contact ; Thomas Mays (3) à la quantité plus considérable de sang venant, dans la position couchée, irriter le pneumogastrique. Chacune de ces causes peut être vraie pour certains cas particuliers ou peut-être agissent-elles ensemble. L'augmentation de fréquence de la toux du matin tient à l'accumulation des mucosités naso-pharyngiennes au niveau de la muqueuse du pharynx ou à la sécheresse des sécrétions au niveau du larynx, trachée et bronches. La disparition ou la diminution de la toux pendant le milieu de la nuit tiendraient à la diminution de l'excitabilité nerveuse qui accompagne la période de sommeil (Hanot) ou à l'habitude acquise (Chappell).

Cette toux du début de la tuberculose devient parfois coqueluchoïde. On attribue ce phénomène à une compression des pneumogastriques ou des récurrents par les ganglions médiastinaux hypertrophiés. Cette toux de compression ganglionnaire présenterait pour Granger et Hutinel (4) deux types nettement tranchés. Tantôt elle serait sèche, coqueluchoïde et sonore ; tantôt voilée et rappelant la toux des emphysémateux.

Dans la seconde période de la tuberculose pulmonaire la

(1) Hérard, Cornil et Hanot : *La phtisie pulmonaire*, Paris, 1888.

(2) Chappell (W.) : *New-York med. Journ.*, 1892 ; *Coughs, their causes and treatment.*

(3) Th. Mays : *Ther. Gazette*, june 1897.

(4) Grancher et Hutinel : *Dict. de Dechambre ; art. Phtisie.*

toux devient plus fréquente, plus profonde et plus quinteuse. Elle change surtout de caractère et devient
humide.

Au début de cette même période on observe deux sortes
de toux, la toux sèche que nous venons d'étudier et la
toux grasse. « Il y a à la fois toux sèche provoquée par les
granulations récentes et toux humide engendrée par l'inflammation bronchique ou pulmonaire autour des granulations plus anciennes. » (Peter) (1). L'expectoration est
alors composée de salive mousseuse et visqueuse avec quelques stries purulentes. On y décèle habituellement le
bacille de Koch.

L'augmentation de fréquence de la toux, à cette période
tient à la sécrétion bronchique qui titille la muqueuse des
canaux bronchiques, de la trachée et du larynx et qui
rend presque constante l'impression périphérique cause de
la toux. Cette toux grasse est surtout fréquente dans la
première moitié de la nuit et le matin au réveil, Les
raisons en sont les mêmes que pour la toux sèche du début.
Mais à cette période pour expliquer le nombre et l'acuité
des quintes intervient en plus l'accumulation des sécrétions
pendant la nuit au niveau de la trachée, du larynx et du
naso-pharynx. Très souvent cette toux est émétisante.
Nous en verrons bientôt l'explication.

Dans la troisième période de la phtisie chronique souvent la toux diminue de fréquence. Cette diminution tient
d'ordinaire à l'étendue des lésions laryngées et pulmonaires. Cette explication d'ailleurs concorde avec ce que

____

(1) Peter : *Leçons de clinique médicale,* cinquante-sixième leçon, t. II,
p. 358.

nous avons observé dans l'étude physiologique de la toux. De plus à la période ultime l'éréthisme nerveux qui accompagne souvent le début de la tuberculose a disparu.

Cette toux est grasse; l'expectoration est abondante, muco-purulente. Elle présente son maximum d'intensité le matin au réveil. Cela tient à l'accumulation pendant la nuit, dans les cavernes pulmonaires, de pus, de produits de sécrétion et de débris de poumon. Quand les cavernes et cavernules sont vidées, la toux cesse. Souvent à cette période la toux est provoquée par les changements de position du malade. Peter regarde comme un signe probant de caverne le fait pour un tuberculeux de présenter, à l'occasion d'un changement de position, des quintes de toux avec expectoration abondante. En pareil cas la toux serait provoquée par le déplacement du liquide dans la cavité. Le liquide viendrait irriter de petits filets nerveux qui par réflexe produiraient la toux. Cette dernière ne cesse que lorsque l'évacuation est terminée ou que les filets nerveux sont habitués au contact du liquide.

La toux prend souvent un timbre caverneux. Ce timbre est l'indice d'une caverne pulmonaire. Il est dû au retentissement par répercussion des ondes sonores dans une cavité dont les parois sont vibrantes.

Enfin, à la période ultime de la maladie la toux devient très souvent voilée et éteinte. Cette disparition de la sonorité de la toux tient à l'étendue des lésions pulmonaires, à l'emphysème considérable qui parfois accompagne ces lésions, aux ravages tuberculeux du larynx et à l'asthénie profonde qui terrasse le malade.

CHAPITRE III

COMPLICATIONS DE LA TOUX AU COURS DE LA TUBERCULOSE PULMONAIRE CHRONIQUE

SOMMAIRE. — Fatigue indirecte et directe. — Congestion cérébrale. — Troubles du larynx et des poumons. — Douleurs thoraciques. — Pneumothorax. — Hémoptysies. — Vomissements. — Pathogénie de la toux émétisante. — Contagion.

Chez le tuberculeux pulmonaire, tant que la toux demeure sèche et rare, se produit sans effort, ne fatigue pas le malade, le médecin est autorisé à la considérer comme un symptôme banal, et, tout en l'observant, peut bannir toute inquiétude immédiate. Mais si le phtisique tousse une dizaine de fois par jour, ou a des quintes pour expulser une quantité minime de crachats, il faut envisager cette toux comme une véritable complication (Daremberg) (1). C'est ce qui s'observe d'ailleurs dans la plupart des cas. Le plus souvent, la toux du début, superficielle et sans fracas, devient quinteuse, pénible, soit

(1) DAREMBERG : *Phtisie pulmonaire*, 1892.

que cette fréquence ou cette acuité tienne à un état nerveux spécial du sujet ou soit un symptôme de compression des pneumogastriques par des ganglions médiastinaux hypertrophiés. Quoi qu'il en soit, de symptôme banal, la toux devient le point de départ de complications, qui parfois peuvent aggraver beaucoup le pronostic de la maladie, par exemple, lorsqu'elle devient facteur de fatigue et de dénutrition.

Cette toux du tuberculeux se produit surtout le soir pendant le premier sommeil, se prolonge plus ou moins longtemps pendant la nuit, empêchant ainsi le malade de prendre un repos qui lui est nécessaire. Elle reprend le matin au réveil, au moment où le malade serait désireux de quelques instants de calme pour réparer les fatigues de la nuit.

Outre cette sorte de fatigue indirecte, le tuberculeux qui tousse se fatigue directement, comme un portefaix, dit Peter.

Le Dr Weiss (1) a voulu préciser en chiffres cette dépense d'énergie. Il a calculé l'effort que fait un malade toussant tous les quarts d'heure pendant dix heures. Il estime que l'énergie déployée est égale à 250 calories. C'est à peu près la valeur alimentaire de trois œufs ou de deux verres de lait. Dans la production de la fatigue, deux facteurs principaux influencent la toux ; la vitesse avec laquelle l'air est chassé des poumons et la résistance qu'offre la matière à expulser.

Le premier facteur n'est pas à dédaigner si l'on songe que dans un violent accès de toux, l'air est chassé du

(1) WEISS : *Médecine moderne*, 26 février 1902.

thorax à la vitesse de 100 mètres à la seconde, alors que dans l'expiration normale, cette vitesse est seulement de 1 m. 25.

L'autre facteur qui aggrave l'effort du tousseur est la difficulté qu'opposent à l'expectoration les mucosités tenaces et visqueuses. On comprend que, plus la viscosité de ces mucosités est grande, plus considérable est la force à employer pour leur expulsion.

Quand le tuberculeux a terminé sa quinte, il reste brisé, sans force, sur sa chaise ou dans son lit. C'est une véritable fatigue en un mot. Or, comme le dit le Dʳ Mouisset (1), « la fatigue est une source de dépense de forces ». Il ne suffit pas de réparer les forces des tuberculeux par la suralimentation, il faut encore diminuer chez eux les dépenses (Gaston Lyon) (2). « Il importe de réparer les dépenses de l'organisme pour ne pas préparer, faciliter le travail de consomption qui aboutit à la phtisie. » (Mouisset.)

Sous l'influence de cette fatigue occasionnée par la toux, et de l'insomnie qui en résulte, on voit les malades maigrir, leur état névropathique s'aggraver et leur température, malgré la cure de repos prescrite, osciller tous les soirs entre 38° et 38°5. C'est que cette cure de repos est rendue illusoire par le surmenage que la toux occasionne. Or, dans la phtisie, de tous les antithermiques, le meilleur est incontestablement le repos. Il fait baisser la température quand elle s'élève au-dessus de la normale. Comme le dit notre maître, le docteur Mouisset (3), « le repos prévient

(1) Mouisset : Traitement individuel des tuberculeux, *Lyon médical,* 1901.
(2) G. Lyon : *Clinique thérapeutique.*
(3) Mouisset : *Loc. cit.*

les élévations de température et si la fièvre survient à l'occasion d'une poussée aiguë de la maladie, le meilleur moyen de la combattre est de mettre le malade au lit ». Le tuberculeux tousseur se fatigue, se surmène, ne peut prendre du repos ; de ce fait sa température monte et sa maladie s'aggrave.

De plus, cette toux sonore, pénible, continue, avec quelques rares intervalles d'accalmie, rend très difficile et même impossible le séjour en commun des tuberculeux.

Qui n'a pas été fréquemment frappé, dans nos salles d'hôpital, où les tuberculeux constituent souvent un tiers des patients, par l'état d'énervement de nombreux malades. ne pouvant goûter un instant de repos pendant les deux ou trois premières heures de la nuit, parce qu'un ou plusieurs phtisiques, couchés dans la même salle, les tiennent en éveil par leurs quintes répétées de toux ? Cette dernière, cause de fatigue et d'insomnie pour les malades qui la produisent et pour ceux, les voisins, qui en souffrent, est suffisante à elle seule pour imposer l'isolement des tuberculeux d'avec les individus atteints d'une autre affection.

Chez les tuberculeux, très souvent, les quintes répétées laissent après elles un état d'hébétude, d'engourdissement cérébral, de congestion encéphalique. Leur visage est rouge, congestionné. Leurs yeux sont injectés, larmoyants. Quelques malades ont des visions de mouches volantes, des bourdonnements d'oreilles et même parfois une sensation de vertige.

La fatigue de la toux se fait aussi sentir au niveau du larynx et des poumons. Au niveau du larynx, les cordes vocales, grâce au surmenage qui leur est imposé, deviennent rouges, luisantes. Elles présentent un aspect catarrhal très marqué qui ne relève en rien du bacille de Koch. De même, au niveau des poumons, un état congestif survient, passager tout d'abord, mais ne tardant pas à devenir constant, grâce à la répétition des quintes.

Il est facile de concevoir, après la toux, cet état congestif des cordes vocales et des poumons au cours de la tuberculose pulmonaire, quand on songe qu'une simple toux nerveuse, répétée, produit des effets analogues. Dès 1891, Raugé (1) avait signalé des altérations laryngées et pulmonaires à la suite de toux réflexe. Il décrit au niveau du larynx de névropathes non tuberculeux, à la suite de quintes répétées, de la rougeur des plis ary-épiglottiques, des régions aryténoïdiennes et des cordes vocales elles-mêmes, ce qui explique la sécrétion légère signalée en pareil cas. Du côté des poumons, il signale des lésions secondaires fréquentes, entrevues par Lasègue, mieux étudiées par Rosenbach, se traduisant par une altération du murmure vésiculaire qui devient obscur, indistinct et prend un caractère plus ou moins rude. En pareil cas, il faut exclure toute idée d'infiltration pulmonaire, comme dans la tuberbulose, mais n'y voir qu'un certain degré de collapsus et d'atélectasie (Rosenbach) des vésicules brutalement dilatées et comme forcées, surtout dans les régions de moindre résistance comme les sommets. Dans la tuberculose pulmonaire, les quintes de toux produisent ces lésions d'autant plus rapidement et d'une manière plus intense, qu'on se trouve en présence de sujets touchés, dont les lésions antérieures, pulmonaires et laryngées,

(1) RAUGÉ : De la toux nerveuse, *Bullet. méd.*, Paris, 1891, p. 189 et suivantes.

sont une cause d'appel pour ces congestions mécaniques. On se trouve enfermé alors dans un véritable cercle vicieux, car ces congestions localisées par les lésions antérieures, à leur tour, prêtent la main pour ainsi dire à la tuberculose pulmonaire, sont facteurs d'excitation des lésions, appellent l'éclosion ou la fixation de nouveaux bacilles de Koch, grâce au traumatisme répété, pulmonaire et laryngé, que causent les quintes.

Ces dernières sont parfois la cause de points thoraciques extrêmement douloureux. Très fréquents sont ces points douloureux chez les phtisiques. La plupart des malades, à un moment donné, sont obligés de limiter le mouvement de va-et-vient de leur cage thoracique pendant la respiration, pour échapper à la douleur que leur occasionne le moindre mouvement. Ce sont, le plus souvent, des points de côté, dus à de la pleurite sèche, ayant amené des adhérences pleurales qui enserrent les filets terminaux du pneumogastrique. Pendant les efforts que nécessitent les violentes quintes de toux, ces adhérences sont tiraillées, et de ce fait, la violence du point de côté augmente. Mais parfois la toux elle-même est la cause de ces points douloureux. De nombreux malades ne voient apparaître leurs douleurs thoraciques qu'à la suite de quintes répétées de toux. Hutinel les attribue à des névrites causées par la fatigue musculaire qu'occasionnent les quintes de toux.

Il suffit de signaler la toux comme cause fréquente du pneumothorax. C'est le plus souvent à la suite d'une quinte, que la plèvre pulmonaire cède et livre passage à l'air dans sa cavité. Parfois, sans doute, c'est par usure, ulcération progressive du tubercule, que se fait la porte d'entrée de l'air ; mais fréquemment aussi, une quinte intempestive vient hâter ce travail d'ulcération et empêcher que les progrès d'une inflammation adhésive aient le temps de limiter la cavité dans laquelle se serait produit le pneumothorax.

La toux joue aussi un rôle assez considérable dans la production et la persistance des hémoptysies. On sait que le repos est une des conditions essentielles pour la disparition des crachements de sang. Le tuberculeux qui tousse fréquemment ébranle son thorax, amène le déplacement du caillot obturateur. Le sang est visible dans ses crachats d'une façon continue. Certains malades ne constatent d'hémoptysies qu'à la suite de quintes de toux. En obtenant la diminution ou la disparition de cette dernière, les hémoptysies tendent à disparaître.

Une des plus graves complications qu'occasionne la toux est sans contredit le vomissement. C'est même un des caractères de la toux tuberculeuse de provoquer très fréquemment le rejet par la bouche des matières ingérées dans l'estomac. C'est la toux émétisante, appelée encore toux de Morton, du nom d'un des premiers auteurs qui l'ont signalée. Chez les phtisiques, elle est très fréquente et peut aggraver beaucoup le pronostic de la maladie.

« L'alimention du tuberculeux, dit le Dr Mouisset (1), est souvent compromise par la toux émétisante. » Le malade mange, et après avoir pris une partie ou la totalité de son repas, il est pris d'une quinte de toux et il vomit ses aliments. « Cet acte réflexe du pneumogastrique se produit de deux façons différentes. Tantôt le vomissement a lieu .

____

(1) Mouisset : *Loc. cit.*

très facilement, quelquefois même avant la fin du repas ; tantôt c'est à la suite d'une longue quinte de toux que les efforts arrivent et entraînent le rejet des aliments. » (Mouisset.) Bref, le malade tousse parce qu'il mange et vomit parce qu'il tousse.

La toux émétisante doit être étudiée chez les malades qui toussent après l'ingestion des aliments et qui vomissent à l'occasion de cette toux sans que l'estomac soit lui-même atteint d'une lésion capable d'expliquer le vomissement. On doit cependant signaler la possibilité des ulcérations tuberculeuses (Arloing) (1), dont la symptomatologie n'est pas encore bien connue et la gastrite chronique (Marfan) (2), (Schwalbe) (3), (Rousseff) (4), très fréquente chez les tuberculeux, comme pouvant favoriser la production de la toux émétisante. Nous passons sous silence comme n'apparte nant pas à notre sujet les vomissements d'ordre mécanique (Cattet) (5), survenant après les quintes prolongées de toux. La violence de ces quintes suivies de vomissements est due soit à de l'hyperesthésie pharyngée (Ferrand) (6) (Woillez) (7) (Berthier) (8), soit à l'hyperesthésie de la muqueuse du voile du palais et de la base de la langue (Raynal) (9), mais dans leur production l'ingestion des aliments ne joue aucun rôle.

(1) Arloing : Thèse de Lyon, 1902.
(2) Marfan : Art. Phtisie. *Dictionnaire Charcot-Bouchard.*
(3) Schwalbe : *Archives de Virchow,* 1889.
(4) Rousseff : Thèse de Genève, 1890.
(5) Cattet : Thèse de Paris, 1879.
(6) Ferrand : *Société de thérapeutique,* 1896.
(7) Woillez : *Bull. gén. de thérap.,* 1873.
(8) Berthier : *Presse médicale,* 1898.
(9) Raynal : Th. de Lille, 1880.

Dans la **toux** émétisante le malade tousse parce qu'il mange et il vomit parce qu'il tousse. Peter (1) est l'un des premiers défenseurs de cette manière de voir. A l'arrivée des aliments dans l'estomac il se produit une irritation des filets gastriques du nerf vague. C'est à cette irritation qu'est due la toux qui succède à l'ingestion des aliments.

Cette toux aurait pour but d'amener le rejet du corps irritant, lequel est, en pareil cas, l'aliment. Ce serait un mécanisme analogue à celui observé, à la suite d'une quinte de toux, dans le rejet du crachat qui, au niveau du larynx, irrite les terminaisons nerveuses.

Seulement la toux qui provoque l'expulsion du crachat est une toux utile tandis que la seconde engendre une véritable complication.

La première est une réaction physiologique du pneumo-gastrique. Il n'en est pas de même de la seconde. A l'état normal, l'arrivée des aliments au contact des parois stomacales est parfaitement supportée. Il faut un état spécial du pneumogastrique pour que le contact provoque une irritation morbide de ses filets gastriques. Cet état morbide doit vraisemblablement tenir à un ébranlement général de tout le nerf vague, et les filets gastriques ne doivent pas être seuls atteints. Il peut être causé par l'irritation des filets pulmonaires du pneumo-gastrique, occasionnée par le voisinage des tubercules du poumon. On peut le rapporter encore à la compression du tronc du nerf par des ganglions hypertrophiés, au niveau du médiastin (Guéneau de Mussy) (2) (Baréty) (3).

(1) Peter : *Bull. de thérapeutique*, 1878.
(2) Guéneau de Mussy : *Rev. de méd.*, 1889.
(3) Baréty : Th. de Paris, 1874.

C'est aussi l'avis de Mathieu (1). Enfin l'imprégnation des centres nerveux et du tronc du pneumogastrique par les toxines bacillaires peut, sans lésion apparente, causer cet ébranlement général du nerf tout entier. Ses filets terminaux sont alors le siège d'une irritabilité telle que l'arrivée des aliments au contact des parois stomacales ne peut être supportée. Le pneumogastrique réagit. Sa réaction provoque la toux, laquelle aide au rejet du corps irritant, l'aliment. Cette sensibilité morbide générale du pneumogastrique tout entier se traduira chez ces malades, à l'occasion de l'expulsion de mucosités et de crachats, par des quintes violentes, peu en rapport avec le volume du corps à expulser, indiquant ainsi l'hyperesthésie des filets pulmonaires, aussi bien que des filets gastriques. On comprend qu'en pareil cas une hygiène mauvaise de l'estomac, l'abus de l'alcool, de certains médicaments, l'atonie gastrique qui augmente la longueur des digestions peut augmenter l'état morbide du pneumogastrique et jouer un certain rôle dans la production de la toux émétisante.

On peut se demander maintenant pourquoi l'ingestion des aliments, au cours de la tuberculose pulmonaire, provoque si facilement la toux, et pourquoi cette dernière est si souvent suivie de vomissements. Sans doute les troubles gastriques sont très fréquents chez les phtisiques. M. Montalti (2) dit les avoir rencontrés seize fois chez dix-neuf tuberculeux pris au hasard. La facilité de l'éclosion de ces troubles peut certainement créer chez

(1) Mathieu : *Soc. de thérapeutique*, séance du 15 novembre 1896.
(2) Montalti : Th. de Lyon, 1893.

ces malades, comme nous venons de le dire, un état spécial qui les prédispose aux vomissements. Mais la véritable explication du phénomène de la toux et des vomissements semble exister dans un état névropathique spécial de cette sorte de malades. Les phtisiques toussent fréquemment après l'ingestion des aliments et vomissent après la toux parce que leur pneumogastrique est touché. Il peut parfois présenter de véritables lésions dues au contact des toxines stomacales et à des lésions de compression du tronc du nerf, à une irritation de ses filets terminaux, causée par le voisinage des tubercules pulmonaires, etc. Mais il faut faire surtout très large la part de la névropathie. Ces rapports des vomissements des tuberculeux avec la névropathie sont bien connus (Mouisset). Combien fréquemment le système nerveux n'est-il pas touché dès le début de la tuberculose pulmonaire ! On assiste alors souvent à l'éclosion d'un état hystériforme, d'une neurasthénie. C'est encore le réveil d'une tare nerveuse oubliée et qu'il faut soigneusement rechercher parmi les antécédents. C'est parfois l'aggravation d'un état névropathique déjà existant. Les centres nerveux ont été imprégnés par les toxines bacillaires ; les troncs nerveux sont ébranlés ; le pneumogastrique est atteint. Il réagit d'une façon anormale, excessive, et il est cause de la toux émétisante.

Il y a, chez beaucoup de malades, dans la production de cette toux, une part très inégale pour l'acte réflexe et pour l'acte que l'on peut discipliner. C'est ce qui explique la puissance fréquente de la volonté dans la thérapeutique de ces vomissements des tuberculeux, à la suite de la toux émétisante, parce qu'elle agit sur la seconde partie de cet acte. Le cerveau intervient certainement, la plupart du temps, pour régler l'acte automatique et résister à la transformation motrice, intra-bulbaire de l'excitation périphérique, dont une partie lui parvient sous forme de sensation perçue. Mais grâce aux toxines microbiennes, à l'ébranlement général que produit la tuberculose pulmonaire, les rouages nerveux ne fonctionnent plus comme à l'état normal. L'acte réflexe subsiste seul, sans contrôle. On peut souvent par un traitement approprié, hygiène, hydrothérapie, influence morale, rétablir ce contrôle, comme nous le verrons dans le chapitre suivant.

La toux est très souvent nuisible à celui qui la produit. Mais, outre ces inconvénients personnels, le tuberculeux qui tousse devient un agent actif de contagion.

C'est une donnée scientifique de date assez récente, puisque pour la première fois, en 1898, Netter et Beaulavon (1) ont appelé l'attention des cliniciens sur ce mode de contagion. Il est incontestable que le tuberculeux qui tousse lance dans l'atmosphère des particules de poussière liquide qui restent en suspension dans l'air. Un courant atmosphérique très faible les fait tourbillonner. Ces particules portent avec elles des bacilles dans un état humide, éminemment favorable à la conservation de leur virulence. Heiman (2), qui a inoculé des particules de ce genre dans le péritoine d'animaux, a constamment rendu ces derniers tuberculeux. On a aussi fait tousser des phtisiques dans une cage de verre, et, sur les parois de cette cage, toujours

(1) Netter et Beaulavon : *Quatrième Congrès pour la lutte contre la tuberculose*, Paris, 1898.
(2) Heiman : *Société de méd. berlinoise*, séance du 1er mars 1899.

on a décelé de nombreux bacilles. Ce mode de contagion peut, dans une salle remplie d'une nombreuse assistance, exercer au loin son action. Flügge (1) a prouvé qu'un tuberculeux peut disséminer par la toux des bacilles jusqu'à une distance de 10 mètres, et jusque sur le plafond de la salle dans laquelle il se trouve.

Les particules liquides, lancées dans l'air, oscillent pendant un certain temps puisqu'un courant d'air très faible de 2 m. par seconde suffit pour les transporter. Elle se collent aux parois des chambres, tombent sur les parquets. Là, elles se dessèchent. Pour leur mobilisation, le courant d'air de nos appartements est ordinairement trop faible. C'est alors qu'intervient le balayage, qui, détachant ces bacilles, les fait arriver jusqu'à l'ouverture de nos voies respiratoires.

La toux du phtisique peut donc être le point de départ d'accidents multiples et graves pour le malade qui en est atteint. Elle est un danger pour son entourage.

(1) Flügge : *Soc. de méd. berl.*. séances des 15 et 22 février 1899.

CHAPITRE IV

TRAITEMENT DE LA TOUX DANS LA TUBERCULOSE PULMONAIRE CHRONIQUE

SOMMAIRE. — Nécessité de traiter la toux. — Influence du traitement. — Traitement de la toux inutile. — Inconvénients, des médicaments. — Traitement de la toux utile. — De la toux émétisante. — Influence bienfaisante d'un climat sec et tempéré sur la toux tuberculeuse.

La pathogénie de la toux tuberculeuse est, comme nous l'avons vu, très différente, suivant les cas. A cette pathogénie différente doit nécessairement correspondre une thérapeutique variée.

Le médecin, tout d'abord, doit être convaincu de son influence sur la disparition ou la diminution de la toux tuberculeuse. C'est un traitement sans doute fort complexe, mais, le plus souvent, très efficace.

Aussi, est-ce une constatation consolante de savoir qu'un traitement bien dirigé peut éviter aux malades bien des douleurs, et même avoir sur la guérison même de la maladie une influence efficace et certaine.

Pour bien diriger ce traitement, il est nécessaire que le médecin sache pratiquer un examen méthodique des différents organes capables de provoquer la toux.

Depuis quelques années, les cliniciens, surtout en Angleterre, ont appelé l'attention sur la nécessité, pour un médecin qui s'occupe de tuberculose, de connaître le maniement des instruments qui servent à l'examen des différents organes comme larynx, nez, oreille, etc. « Dans le diagnostic de la toux, dit V. Cox (1), on doit passer en revue tout le naso-pharynx, tous les organes capables d'être le point de départ de réflexes pouvant la produire. »

Une fois le diagnostic établi, il faut instituer le traitement. Le médecin se trouve alors en présence d'une quantité considérable de médicaments. Le nombre de ces remèdes préconisés prouve qu'il n'y a pas une thérapeutique invariable, comme d'ailleurs on peut le prévoir d'après la pathogénie, mais des médications.

Tous ces médicaments n'ont pas la même valeur thérapeutique ; chacun demande à être employé en temps opportun et à doses spéciales. En n'apportant pas tous ses soins et toute sa perspicacité dans le choix de ces remèdes, par une médication non raisonnée, il pourra sans doute parfois diminuer quand même une toux pénible ; mais, souvent, il dépassera le but, et sera nuisible aux malades. Sa thérapeutique pourra être la source de complications graves, qui ne se seraient pas produites sans son intervention. En effet, nombre de médicaments en usage contre la toux des tuberculeux amènent souvent, par leur admi-

(1) Cox (V.) : In *Laryngoscope*, march 1897.

nistration irraisonnée, des désordres qu'il faut savoir éviter. Nous en parlerons tout à l'heure.

Chez le tuberculeux, on considère, avons-nous dit, deux sortes de toux : la toux *inutile*, et la toux *utile*.

La première peut n'être qu'une toux névropathique : elle relève, dans ce cas, d'un traitement le plus souvent moral, et de l'hygiène. Fréquemment, elle a un point de départ organique, au niveau du larynx, du pharynx, etc. Mais ce point de départ serait insuffisant, chez un individu à système nerveux normal, pour produire la toux. Il faut le concours de la névropathie.

La toux utile est toujours une toux organique ; mais, souvent, le système nerveux vient apporter là encore son appoint pour augmenter la fréquence et l'acuité des quintes.

Nous allons étudier successivement le traitement de ces deux sortes de toux.

I. **Toux inutile**. — Nous en avons donné la définition dans le second chapitre de ce travail.

On se trouve en présence d'un tuberculeux pulmonaire dont les quintes de toux ne sont pas en rapport avec la gravité des lésions. Le malade tousse fréquemment sans expectorer. Que doit-on faire ? Avant tout, il faut chercher à modifier la réaction trop vive du système nerveux. Au début, à moins d'indications précises, les médicaments doivent être écartés. On mettra le malade dans des conditions d'hygiène convenable. S'il demeure à la ville on l'enverra à la campagne dans un climat tempéré et sec.

On supprimera, autant que faire se pourra, toutes les

causes d'excitation : travail intellectuel, poussières, etc. Le malade gardera le repos, au grand air. Le calme et l'air pur sont en effet de puissants sédatifs du système nerveux. On éduquera son malade. On lui apprendra à résister aux chatouillements continus qui se produisent au niveau du larynx et qui provoquent la toux. Si ce traitement échoue, on aura recours à une médication plus active, révulsion, cautères divers, emploi du bromure, de la cocaïne, hydrothérapie, etc. Ces divers moyens seront habituellement employés en même temps. Si malgré ces prescriptions la toux persiste, on s'adressera aux médicaments.

Pour mettre plus de clarté dans notre sujet, nous nous reporterons à la division adoptée dans notre premier chapitre. Il faut se rappeler en effet que la toux est un acte qui demande, pour se produire, la réunion de phénomènes assez complexes. Elle comprend une excitation périphérique, point de départ du réflexe, lequel est relié lui-même aux centres cérébraux par des voies conductrices centripètes et centrifuges. Pour agir efficacement, le médecin devra faire un examen complet de cet appareil. Inutile d'ajouter qu'en clinique ces distinctions n'existent pas et que les divers traitements doivent marcher de pair.

1° *Excitation périphérique.* — L'excitation périphérique peut avoir son siège dans les voies respiratoires, ou en dehors d'elles. Le malade n'est pas bon juge de ses impressions. Souvent, par ignorance, il induira son médecin en erreur. C'est à ce dernier à être assez perspicace pour établir le point de départ du réflexe dont l'aboutissant est la toux.

Si ce point de départ siège dans les voies respiratoires il peut être pulmonaire, laryngé, pharyngé.

S'il est pulmonaire, parfois la révulsion locale obtenue par la teinture d'iode, des pointes de feu, un vésicatoire, produira un effet bienfaisant. Un peu d'opium pourra aider également au traitement, en agissant sur le système nerveux du malade.

Le premier examen qui s'impose après celui de la poitrine est l'examen du larynx.

S'il existe des lésions tuberculeuses au niveau du larynx, on pourra les traiter par la cautérisation ou les badigeonnages à l'acide lactique. On fait un badigeonnage tous les deux ou trois jours, après anesthésie à la cocaïne. Ne jamais se servir, dans ce cas, de préparations ou d'eaux sulfureuses : c'est une conviction que nous nous sommes faite dans le service de l'un de nos maîtres, M. le D⟶ Garel. Les eaux et préparations sulfureuses sont nuisibles dans le traitement des laryngites tuberculeuses. La cautérisation au galvano-cautère, l'orthoforme peuvent, dans certains cas, rendre des services fort appréciables.

Si l'on ne constate aucune lésion, on s'adressera à la cocaïne, pour diminuer la sensibilité laryngée, point de départ du réflexe. On pourra en faire des badigeonnages au moyen d'un pinceau ou d'un appareil porte coton, ou se contenter simplement, quand la toux est relativement peu fréquente, de prescrire au malade des pastilles de cocaïne (6 à 8 par jour).

Dans les cas de mucus séché à la surface des cordes vocales, de sécheresse des cordes, l'inspiration par la bouche de vapeur d'eau peut rendre des services.

Après l'examen du larynx, on passera à celui du pha-

rynx. Très souvent, cet organe sera le point de départ de
la toux. On pourra alors se rendre compte de l'existence
d'une pharyngite granuleuse, par exemple, ce qui est le
cas le plus fréquent. Le Dr Jacquin (1) attribue à cette
toux pharyngée deux formes particulières : la toux ordinaire, sèche, superficielle, tenace, monotone, et le *hémage*.
Elle a comme caractère principal d'être toujours provoquée par une sensation de corps étranger. Le Dr Jacquin
dit l'avoir fréquemment rencontrée et, à cet égard, il cite
une lettre typique d'un confrère qui lui envoyait un
malade atteint de toux incurable et considéré comme
tuberculeux. Le malade fut guéri par des cautérisations.

Dans le cas de toux due à la sensation produite au
niveau du pharynx par la présence de matières visqueuses,
venant des fosses nasales, deux indications sont à remplir.
Il faut empêcher la formation de ces sécrétions et amener
leur facile écoulement quand elles se sont produites.

Pour empêcher leur formation ou simplement diminuer
leur abondance, on aura recours à l'emploi de poudres
médicamenteuses, de lavages et à l'hygiène.

Les formules de ces poudres sont très nombreuses et
variées. Toutes agissent en faisant un pansement local et
antiseptique.

Les lavages agissent en détergeant la muqueuse, en
entrainant les sécrétions qui, surtout pendant la nuit,
descendent le long de la muqueuse pharyngée. Ils seront
surtout prescrits le soir au moment de se mettre au lit et
le matin au réveil. On pourra se contenter d'eau bouillie,

---

(1) JACQUIN : Soc. franç. d'otologie laryng. et rhinol. Séance du
3 mai 1897. De la toux pharyngée. (*Presse médicale*, 1899, t. I,
p. CXCII).

ou encore d'eau antiseptique faible, en particulier d'eau boriquée. Ce lavage pourra être incomplet, fait simplement par reniflement, ou complet et pratiqué avec le siphon de Weber.

Quand les sécrétions seront produites, et au moment de leur écoulement dans le naso-pharynx, dès que le malade en aura la sensation, il devra immédiatement les expulser avec le moins d'effort possible. Il est nécessaire pour cela de rendre plus fluides ces sécrétions muqueuses. Le meilleur moyen est l'inhalation de vapeur d'eau. L'eau bouillante sans addition de substance médicamenteuse est suffisante. En pareil cas le malade aspirera la vapeur de l'eau mise en ébullition dans un récipient quelconque. Pour faciliter cette aspiration, il est bon de recouvrir le récipient d'un entonnoir de verre que l'on renverse, ou d'un carton roulé en entonnoir. Il existe d'ailleurs dans le commerce des appareils spéciaux.

Parfois, surtout chez les malades éduqués, de simples gargarismes de l'arrière-gorge avec de l'eau bouillie suffiront à entraîner les sécrétions et à empêcher la toux.

L'hygiène jouera aussi un grand rôle. On conseillera au malade de vivre dans un air sec à température constante. On lui défendra de passer brusquement d'un lieu froid dans un lieu chaud et inversement.

D'autres fois on se trouve en présence d'une pharyngite sèche bien reconnaissable à l'aspect vernissé de la muqueuse. On pourra traiter cette pharyngite par des applications de teinture d'iode répétées tous les trois ou quatre jours après badigeonnage à la cocaïne.

Les picotements pharyngés seront utilement combattus par l'enveloppement humide au niveau du cou et les boissons chaudes.

Souvent la toux inutile tient à l'exagération de sensibilité de la muqueuse pharyngée. Cette hyperesthésie est une conséquence de la nervosité générale du malade. Tout en cherchant *à modifier par les moyens habituels la réaction exagérée du système nerveux*, on obtiendra parfois de bons effets par quelques applications locales. Ainsi Berthier (1) a eu plusieurs succès dus à des applications locales de cocaïne en pulvérisation ou en badigeonnages. Guéneau de Mussy (2) en signale d'analogues. A Ferrand (3) et à Mathieu (4) les badigeonnages avec une solution de bromure de potassium au dixième ont donné d'excellents résultats. Woillez (5) cite, lui aussi, neuf observations concluantes de guérison de toux pharyngée due à des badigeonnages de même nature, mais avec une solution au tiers.

On a attribué à la longueur trop considérable de la luette chez quelques tuberculeux la cause de certaines toux tenaces. Egidi (6) en rapporte plusieurs observations. La section de la luette amène la disparition des symptômes.

Quelques tumeurs ayant leur point d'implantation dans le naso-pharynx ou à la partie supérieure du voile du palais peuvent parfois donner lieu à ces toux rebelles

(1) Berthier : *Loc cit.*
(2) Guéneau de Mussy : *Revue de médecine*, 1889.
(3) Ferrand : *Société de thérapeutique*, 1896.
(4) Mathieu : *Société de thérapeutique*, 1896.
(5) Woillez : *Loc cit.*
(6) Egidi : *Arch. ital. de laryng*, 1888.

(Cox) (1). En clinique on a rarement à s'en occuper à propos du sujet qui nous intéresse.

Il en est de même de certaines toux qui peuvent se rencontrer chez les tuberculeux, par exemple la toux amygdalienne. Mais très souvent on se trouve alors en présence de lésions tuberculeuses larvées (Dieulafoy) (2).

Barnhill (3) et Goureau (4) ont publié aussi des observations de toux opiniâtre inutile, due à l'hypertrophie des amygdales linguales. La cautérisation au galvano-cautère en aura raison.

Après l'examen du pharynx on passera à celui du naso-pharynx.

Chez les jeunes enfants et les adolescents, on s'assurera par la rhinoscopie postérieure, ou avec le doigt, de l'existence d'adénoïdes, cause possible de toux.

Ces toux naso-pharyngées sont surtout fréquentes chez les jeunes enfants, comme l'a signalé Millon (5). Elles peuvent tenir, d'après Lermoyez (6), à des végétations adénoïdes tuberculeuses.

Parfois, et surtout dans le cas de toux survenant le matin, on peut découvrir un catarrhe chronique naso-pharyngé, provoquant sur la muqueuse l'accumulation de mucus visqueux, adhérent, formant des croûtes. L'existence de cette toux nasale a été bien mise en

(1) Cox : In *Laryngoscope*.

(2) DIEULAFOY : *Académie de méd.*, séances des 30 avril et 7 mai 1895.

(3) BARNHILL : In *Laryngoscope*, january 1898.

(4) GOUREAU : *Acl. méd.*, 1892.

(5) MILLON : *Journ. de médec. de Paris*, nov. 1896. La toux pharyngée chez les enfants.

(6) LERMOYEZ : *Presse méd.*, 1895. Des végétations adénoïdes tuberculeuses,

évidence par Longuet (1). Nous ne saurions mieux faire que de citer une partie de son article.

« Ce n'est pas une nouveauté pathologique que la connaissance de la dépendance réciproque qui existe entre certaines affection du nez et du poumon. De même, les chirurgiens ont remarqué depuis longtemps que l'introduction des instruments dans les fosses nasales provoquait, à un moment donné, des quintes de toux aussi pénibles pour le patient que gênantes pour l'opérateur. John Mackensie observa que ces crises se manifestaient au moment où l'instrument atteignait les parties les plus profondes des fosses, en un point précis en deçà duquel la toux n'était pas encore provoquée, au delà duquel elle cessait. Et il en arriva à conclure à l'existence, dans cette région, d'un foyer d'exquise sensibilité, point de départ de l'arc réflexe aboutissant à la toux, puis institua, pour arriver à sa détermination précise, une série d'expériences répétées sur un grand nombre de malades d'hôpital, sur des amis complaisants, sur lui-même, sur des nègres dont l'organe, avec sa conformation spéciale, en faisait des sujets particulièrement précieux pour ce genre de recherches. Le tout avec des résultats constants.

« Enfin, il démontra que la guérison d'une affection nasale supposée primitive entraînait la disparition des accidents pulmonaires sympathiques. »

Mackensie (2) cite à ce propos une observation particulièrement saisissante.

---

(1) Longuet : In *Union méd.*, 1884, t. XXXVII. La toux nasale.

(2) Mackensie : In *American J. of the sciences*, juillet 1883, p. 106. On nasal cough, and the existence of a sensitive reflex area in the nose.

Le Dr Wilhelm Hack (1), professeur à l'Université de Fribourg-en-Brisgau, est revenu sur ce sujet. Il étend la portée pathogénique du réflexe nasal bien au delà du territoire de l'arbre aérien. Et il cite à ce propos plusieurs observations.

Un officier était importuné depuis plusieurs années par des crises d'éternuement et de larmoiement, auxquelles succédaient de véritables accès d'asthme.

Examen rhinoscopique, qui démontre un état œdémateux et granulé de la muqueuse des cornets inférieurs et du septum, avec rétrécissement des voies nasales. Traitement au galvano-cautère ; l'asthme disparaît.

Autre malade, atteint de violents accès de toux depuis plusieurs années. Examen : pharyngite et polype du cornet droit moyen. — Galvano-cautère, guérison. — Deux récidives traitées avec le même succès.

Il faut donc admettre, à côté des toux réflexes, laryngée, pharyngée, l'existence d'une toux nasale dont le point de départ est un état pathologique des voies nasales postérieures, et dont un traitement local triomphe facilement. A la partie postérieure des cornets inférieurs et du septum siège une *zone tussigène*, absolument comparable aux zones hystérogènes de certains névropathes, aux zones épileptiques de Brown-Séquard.

Mays Collier (2) rapporte lui aussi des observations de guérison de toux inutile par une intervention au niveau des voies nasales.

(1) Wilhelm Hack : *Neue Beitrage zur Rhinoscopie*. (*Wien. med. Woch.*, 1882).

(2) Mays Collier : The Diagnosis of Cough (*The Lancet*, 1897, p. 1645).

Nous citerons, pour être complet, les cas de gonflement passager des parties postérieures des cornets dans la position couchée, comme cause de toux tenace et inutile. Beverley Robinson (1) en rapporte un exemple.

Le Dr Wladimir de Holstein (2)a signalé récemment un syndrome clinique, le catarrhe de la gorge, c'est-à-dire le catarrhe du naso-pharynx, pharynx et larynx. Son principal symptôme serait une toux rebelle, due à des mucosités visqueuses, sécrétées au niveau du pharynx, et entretenue par la persistance de la toux.

Si l'examen du naso-pharynx, du pharynx et du larynx n'ont donné qu'un résultat négatif, il peut être bon de porter ses investigations du côté de l'oreille. Ce ne sera habituellement qu'un diagnostic d'exception. Cependant on trouve dans la littérature médicale quelques cas de toux rebelle due à une affection de l'oreille. Ainsi, Walter Downie (3) signale le cas de toux rebelle guérie après un nettoyage de l'oreille externe, dont le conduit contenait quelques grains de riz.

Beverley Robinson (4) parle de toux réflexe rebelle, due à une affection du conduit auditif externe, à sa partie supérieure, près de la membrane du tympan. L'auteur a obtenu plusieurs guérisons de toux tenace en traitant cette affection par des lavages à la liqueur de Van Swieten.

Dans un cas signalé par Fox (5), on porta même le dia-

(1) Beverley Robinson : *Sem. méd.*, 1895, p. 226.
(2) Wladimir de Holstein : *Sem. méd.*, 1892.
(3) Walter Downie : *The Lancet*, june 1888.
(4) Beverley Robinson : *Loc. cit.*
(5) Fox : *Acad. de méd. britan.* 1889.

gnostic de phtisie pulmonaire chez un malade dont la toux était due à une inflammation de l'oreille externe.

Nous ne dirons que quelques mots sur le traitement de certaines autres toux extra-respiratoires dont en clinique on a peu à s'occuper à propos de la tuberculose. Ainsi il est rare que l'on ait à traiter la toux utérine, récemment étudiée par Muller (1) comme toux inutile de malades tuberculeux. Il semble même qu'à ce propos l'auteur ait exagéré les points de ressemblance pouvant exister entre une tuberculeuse pulmonaire et certaines malades atteintes d'affections de l'utérus et des annexes.

L'hystérie peut aussi apporter son appoint chez certaines tuberculoses et contribuer à l'exagération de la fréquence et de l'acuité des quintes. En pareil cas il faut instituer le traitement général de l'hystérie.

2° *Voies*. — Les voies qui relient les centres nerveux au siège de l'excitation périphérique peuvent, elles aussi, intervenir dans les modalités de la toux tuberculeuse. Sans doute, dans ces cas, on est souvent désarmé. L'explication physiologique en est fort discutable.

Mais, en pratique, il suffit de savoir que la révulsion au cou, par exemple, au niveau des troncs des pneumogastriques, au niveau du thorax, produit souvent un excellent effet. Le meilleur moyen sera donc de mettre un vésicatoire au niveau du pneumogastrique.

Quelques cliniciens, dans certains cas, ont pratiqué une révulsion plus intense. Ainsi, Th.-J. Mays (2), après cocaïnisation, injecte sous la peau du cou, au niveau de la

(1) MULLER : Th. de Paris, 1897.
(2) Th.-J. MAYS ; *Ther. Gaz.*, juin 1897,

région du nerf vague, quelques gouttes d'une solution de nitrate d'argent à 2,5 ou 5 pour 100. Rapidement, se développe une inflammation *loco dolenti*. L'injection est répétée tous les huit ou dix jours. Mays a pratiqué ce mode de traitement sur quarante malades ; il a obtenu, dans la plupart des cas, une modification heureuse de la toux.

C'est là un mode de traitement dont la hardiesse fera hésiter beaucoup de médecins, d'autant plus que, parfois, on a eu à déplorer quelques accidents de suppuration.

Il n'en est pas de même pour un traitement qui présente avec ce dernier quelque analogie, au moins dans l'applicacation ; nous voulons parler de l'injection, au niveau du cou, de quelques centimètres cubes d'eau distillée. Cette méthode est préconisée par Landouzy (1). Hérard, Cornil et Hanot, ainsi que Marfan (2), la recommandent comme très bienfaisante. A nous-même, elle a donné un résultat surprenant dans un cas de toux rebelle chez un tuberculeux pulmonaire chez lequel toute thérapeutique avait échoué.

3° *Centres nerveux*. — Souvent, le traitement causal amènera une amélioration considérable de la toux. Mais, si l'excitation périphérique restée longtemps sans traitement est devenue une habitude, il n'est plus suffisant. Il en est de même si les troubles des centres nerveux sont dus à une tare héréditaire (Cox). Il faut alors agir sur ces centres. On arrivera à ce résultat de deux manières : en employant des remèdes (médicaments et hydrothérapie),

(1) LANDOUZY : *Progrès médical*, 1880.
(2) MARFAN : *Loc. cit.*

et en provoquant l'action de l'encéphale sur le centre bul-
baire dont le contrôle est insuffisant sur la partie réflexe
de la toux.

Avant tout, comme nous l'avons vu tout à l'heure, on
devra s'adresser à l'hygiène avant de prescrire des médicaments. Si l'hygiène échoue, on devra recourir aux
remèdes.

Quels médicaments employer alors pour obtenir cette
diminution de l'excitabilité des centres nerveux ?

De l'avis général des médecins, l'opium et ses dérivés
conduisent aux meilleurs résultats. « Contre la toux,
l'opium est le remède par excellence. » (Grancher et
Hutinel).

Le plus employé de ses dérivés est la morphine. Elle
agit surtout sur la toux nocturne. Elle produit une diminution de l'excitabilité du centre respiratoire, qui amène
un ralentissement de la respiration (Gscheidlen). On
l'emploie dans le traitement de la toux tuberculeuse, en
potions, pilules, cachets, injections, à la dose moyenne de
0 gr. 01 de chlorhydrate par jour.

Souvent on préfère employer le sirop de morphine.
Dans ce cas, il est bon de ne donner qu'une cuillerée à
bouche par jour, ce qui correspond à 1 centigramme de
morphine. Il est préférable d'administrer le médicament
le soir. Se rappeler aussi qu'on ne doit pas le prescrire
chez les tuberculeux à lésions avancées.

Après la morphine, on s'adresse à la codéine : c'est le
sirop qui est prescrit habituellement. Chaque cuillerée à
bouche renferme 0 gr. 05 de codéine. Deux cuillerées
sont suffisantes.

L'action bienfaisante de la codéine n'est pas admise par

tous sans discussion. Ainsi, pour Berlioz (1). son emploi contre la toux n'est nullement justifié.

D'autres, au contraire, le préconisent. Frænkel (2), en particulier, dit que, parmi les dérivés de la morphine, on doit donner la préférence, dans le traitement de la toux, à ceux qui, tout en agissant d'une façon spéciale sur la respiration, n'exercent aucune action narcotique proprement dite et cite, comme le premier de tous, la codéine.

Une des préparations d'opium le plus souvent prescrite est l'extrait thébaïque. Ne pas dépasser habituellement, par dose journalière, 0 gr. 05 qui renferment 0 gr. 01 de morphine.

On le donne en potion, et surtout en pilules.

L'héroïne a aussi été employée. On la prescrit à la dose moyenne de 10 milligrammes *pro die*. On peut répéter deux à trois fois cette dose dans les vingt-quatre heures. Elle aurait l'inconvénient de diminuer beaucoup le nombre des respirations et, par conséquent, la consommation d'oxygène (Dreser). Cette dernière considération doit rendre le médecin difficile dans sa prescription. On la dit aussi non exempte de propriétés toxiques.

Un autre dérivé de la morphine, la péronine, a été parfois employé avec succès contre la toux des phtisiques. Schrœder (3) l'a essayé chez douze malades, à la dose de 2 à 4 centigrammes par jour pendant huit jours.

« Chez huit malades, dit-il, la toux a été presque com-

(1) Berlioz : *Manuel de thérapeutique.*

(2) Frænkel : In *Presse méd.*, 1899. Influence des dérivés de la morphine sur la toux.

(3) Schrœder : Traitement de la toux des phtisiques (*Therapeut. Monatsheft*, 1897), In *Presse méd.*, 1897, t. I, p. 76.

plètement calmée dès le début ; chez deux autres, ce résultat n'a été obtenu que par des doses élevées ; chez les deux derniers, la péronine a complètement échoué. Le sommeil a été amélioré chez tous. Aucun trouble digestif. »

La péronine s'emploie en solution :

$$\text{Péronine} \ldots \ldots \ldots \quad 0 \text{ gr. } 50$$
$$\text{Eau distillée} \ldots \ldots \quad 100 \text{ gr.}$$

Une cuillerée à café dans un verre d'eau sucrée le soir avant de se coucher.

En pilules :

$$\text{Péronine} \ldots \ldots \ldots \quad 0 \text{ gr. } 30$$
$$\text{Poudre d'extrait de réglisse.} \quad Q. S.$$
$$\text{Pour 30 pilules.}$$

Deux ou trois pilules le soir avant de se coucher.

Les médicaments suivants ont donné aussi de bons résultats dans les mains de quelques médecins :

Le bromure de potassium ; la dose moyenne est de 2 grammes par jour.

Le chloral, qui amène le ralentissement de la respiration par paralysie du centre (Rajewski). On emploie ordinairement le sirop, à la dose journalière de deux cuillerées à bouche, chaque cuillerée renferme 1 gramme de chloral.

Le sulfonal, à la dose de 2 grammes par jour, en cachets.

Le sirop d'éther.

De tous ces médicaments, on n'emploie le plus souvent

en pratique, que la morphine, la codéine et l'extrait thébaïque.

Malheureusement, ils présentent de nombreux inconvénients. Rapidement, les malades s'habituent à leur
emploi. Il est vrai que leur nombre permet de les varier
et ainsi d'éviter les doses progressivement croissantes. Si
on les prescrit pendant un certain temps, « le sentiment
de la faim disparait, la quantité de suc gastrique diminue,
les mouvements stomacaux sont arrêtés, et la digestion
devient alors laborieuse » (Berlioz) (1). Ils amènent souvent
aussi une constipation fâcheuse.

Devant ces inconvénients, beaucoup de médecins
hésitent à les employer. Le mieux est d'en faire usage par
petites doses, tout à fait au début du traitement, pendant
qu'on s'adresse à la cause, à l'excitation périphérique et
qu'on fait le traitement général du malade.

Naturellement, si l'on se trouve en présence de malades
pour lesquels tout espoir est perdu, c'est une question
d'humanité de les ordonner. Mais, dans le cas de tuberculose curable, il vaut mieux souvent laisser tousser le
malade pendant qu'on établit le traitement complet,
plutôt que de s'exposer à produire des accidents regretta-
bles, comme en rapporte Fothergill (2).

En résumé, l'opium, la morphine et leurs dérivés
peuvent jouer parfois le rôle d'adjuvants dans le traitement de l'excitabilité des centres nerveux. Mais, dans la
plupart des cas, si les quintes ne sont pas trop fréquentes

(1) BERLIOZ : *Loc. cit.*

(2) FOTHERGILL : The treatement of early phtisis (*Practitioner*, sept.
and octobre 1878).

et pénibles, il vaut mieux faire l'éducation du malade,
s'adresser à sa volonté et lui imposer une hygiène sévère.

Nous l'avons vu, dans l'acte de la toux, il y a une part
très inégale entre l'acte réflexe et l'acte sur lequel la
volonté peut agir. Très souvent, dans la tuberculose pulmonaire, les centres nerveux sont atteints; l'appareil de
contrôle ne fonctionne plus normalement. C'est au
médecin à combattre cet état névropathique. L'entraîne-
ment, la suggestion peuvent joner un grand rôle dans
cette partie du traitement.

A l'heure actuelle, ce n'est plus un sujet à l'étude.
Chacun sait quel rôle important peut jouer la volonté du
malade pour modérer ou faire disparaître une toux
nutile. Nous n'en voulons pour preuve que ce fait rapporté
par Brown-Séquard (1) : une garde-malade avait [l'habitude d'avertir le soir les malades d'une salle d'hôpital que
tous ceux qui toussaient seraient mis à la diète. Du fait
de cette menace, une grande partie des quintes de toux
se trouvaient supprimées.

Il existe heureusement, pour arriver au même résultat,
d'autres moyens moins radicaux. C'est de s'adresser à
l'intelligence du malade, de lui faire comprendre combien
cette toux inutile a d'inconvénients pour le rétablissement
de sa santé, de lui montrer qu'il n'appartient qu'à lui de
la voir disparaître.

C'est d'ailleurs le moyen employé dans les sanatoria.
Nous ne pouvons mieux faire que de citer à ce propos les
quelques lignes suivantes, extraites de Beaulavon (2) :

(1) Brown-Séquard : *Dictionnaire Larousse*, art. Toux.

(2) Beaulavon : *Traitement de la tuberculose pulmonaire dans les sanatoria*, thèse de Paris, 1896.

« .   .   .   .

.   .   .   . Il va sans dire que tout phtisique tousse et crache; mais en général, il tousse et s'efforce de cracher hors de propos. C'est au sanatorium qu'on lui apprend à discipliner sa toux. Ce qu'on appelle la toux sèche, non suivie d'expectoration, doit disparaître et elle disparaît en réalité. Cette disparition n'est pas un des résultats les moins remarquables obtenus par l'autorité et l'influence du médecin.

« Le phtisique apprend à ne pas obéir de suite au moindre picotement ressenti au fond de la gorge : il ne faut pas plus tousser qu'on ne se gratte en société à la moindre démangeaison, dit Dettweiler. Le résultat lui donne raison. Au début, le malade s'observe rigoureusement pour perdre l'habitude de tousser ; puis peu à peu cela lui devient naturel. Il arrive à tousser sans quintes, par simple secousse, quand il a besoin d'expulser un crachat. Cette discipline de la toux, qui semble difficile aux malades nouveaux, s'obtient en définitive assez vite. Les directeurs de sanatoria, quand il font déjeuner leurs visiteurs dans des salles où sont réunis quelquefois 150 à 200 malades, mettent une certaine coquetterie à leur faire remarquer qu'ils n'ont entendu qu'une ou deux quintes, ou parfois pas du tout, pendant le repas. »

Pour arriver à faire disparaître cette toux inutile, il faut, de la part du médecin, beaucoup de patience et de persuasion et, de la part du malade, beaucoup de docilité. On peut aider la volonté de bien faire par quelques prescriptions anodines, en faisant, par exemple, prendre quelques gorgées d'eau, aromatisée ou non, en temps opportun.

Lalesque (1), pour faire disparaître cette toux inutile, recommande au malade de « fermer la bouche doucement, sans contraction et, par la voie nasale, faire une série d'inspirations lentes, calmes, profondes, qui ne devront cesser qu'avec la sensation laryngée elle-même».

Quelques jours suffisent parfois pour faire disparaître une toux rebelle, ayant résisté à tous les traitements.

L'hydrothérapie pourra souvent apporter un concours précieux. Certains tuberculeux présentent des symptômes d'excitation cérébro-spinale dus à l'imprégnation de leurs centres par les toxines bacillaires et aussi à la perte de sommeil ; certains, au contraire, sont sans volonté, sans force et offrent tous les signes de neurasthénie. Il faut absolument que ces malades puissent domir, afin de recouvrer la tonicité de leur système nerveux. Divers moyens d'y parvenir sont entre les mains du médecin. Suivant les cas, la prescription de grands bains tièdes pourra rendre des services. On ordonne des bains de 20 à 30 minutes, en recommandant aux malades de les prendre à une température convenable 36° environ. D'autres fois, sans abandonner les bains dont on diminuera la fréquence, on soumettra le malade au régime des douches, tièdes tout d'abord, et de plus en plus froides, d'une façon progressive. Combinée avec l'éducation morale du malade, l'hydrothérapie peut donner d'excellents résultats.

En résumé, pour la cure de la toux sèche inutile des tuberculeux, tout en faisant le traitement causal, celui

---

(1) Lalesque : *Journ. de méd. de Bordeaux*, 10 mars 1901. *Gaz. des hôp.*, 12 mars 1901.

de l'excitation périphérique, il faut encore combattre l'excitabilité anormale des centres, parfois par des médicaments peu abondants, dont l'administration sera peu prolongée, le plus souvent par l'hydrothérapie, toujours par l'éducation de la volonté des malades et l'hygiène.

Nous arrivons maintenant à la toux utile.

II. Toux utile. — Cette dernière aussi doit être disciplinée. Souvent, le malade fait des efforts pénibles pour une expectoration peu en rapport avec la peine qu'il se donne. C'est une toux organo-névropathique.

On apprendra donc au malade à supprimer ce qui est inutile dans cette toux utile. Il devra résister aux picotements laryngés le sollicitant à tousser, et ne donner qu'une seule secousse pour expectorer. Selon Fothergill (1) avant de pratiquer l'expiration destinée à chasser le crachat, il doit faire une inspiratiou longue et profonde. C'est lui permettre ainsi de donner plus de force au courant respiratoire, de manière à éviter une succession d'expirations inutiles.

Si l'expectoration est très abondante, on devra naturellement ajouter un traitement modificateur des sécrétions pour diminuer la nécessité de la toux.

La toux pénible qui survient le matin quand le malade vide une caverne étendue pourrait parfois être tempérée. Ainsi le Dr Didama (2) conseille dans ce cas au malade de se coucher sur le côté atteint, en appuyant la région sous-claviculaire sur la main, la tête aussi basse que

____

(1) Fothergill : *Loc. cit.*

(2) Didama : *Med. Record* et *Gaz. des hôpitaux*, 1894.

possible. L'expectoration est souvent facilitée du fait de cette position un peu déclive.

A propos de la toux quinteuse, Bloch a signalé un procédé qui d'après lui diminuerait le nombre des quintes. Il (1) fait porter à ses malades pendant quelque temps un corset plâtré qui supprime les quintes en diminuant la respiration costale. Il a obtenu un résultat analogue chez deux coquelucheux. On peut se contenter, dans la plupart des cas, d'une ceinture de flanelle fortement serrée autour de la poitrine. Son usage servira aussi pour combattre la douleur qui souvent accompagne les quintes.

De toutes les toux du tuberculeux celle qui demande de la part du médecin les soins les plus attentifs est sans contredit la toux émétisante. Son traitement est en effet de la plus haute importance car souvent, comme le dit le Dᵣ Mouisset, « l'alimentation du tuberculeux est compromise par la toux émétisante ». Cet état réflexe du pneumogastrique se produit de deux façons différentes. « Tantôt le vomissement a lieu très franchement, quelquefois même avant la fin du repas. Tantôt, c'est à la suite d'une longue quinte de toux que les efforts arrivent et entraînent le rejet des matières alimentaires si la quinte se produit pendant la période digestive. »

Dans le premier cas il faut admettre une lésion du pneumogastrique, lésion due à une névrosité causée par les lésions pulmonaires, par la compression du tronc au niveau du médiastin, par l'imprégnation du nerf entier par les toxines bacillaires.

(1) BLOCH : *Quatrième Congrès pour la lutte contre la tuberculose*, Paris, 1898.

Dans le second cas, il faut incriminer surtout l'état névropathique du sujet.

Quoi qu'il en soit, un malade se présente à l'examen du médecin. Il se plaint de tousser après l'ingestion des aliments et de vomir après la toux. Que faut-il faire ? Deux indications sont à remplir. On doit modifier l'excitabilité de la muqueuse gastrique et diminuer la réaction générale du malade.

Pour la première indication, avant de recourir à la thérapeutique, il faut se demander si, avant tout, il ne faut pas supprimer certains médicaments. Parfois le malade, pour atténuer les ennuis de certains symptômes, comme sueurs, fièvre, diarrhée, ou pour remonter son état général, absorbe les médicaments les plus variés. Il est bon de s'en faire donner l'énumération et, avant d'en prescrire de nouveaux, il est souvent prudent de supprimer ceux que le malade absorbe déjà. Ces médicaments entretiennent l'état morbide des filets gastriques du pneumogastrique. Leur suppression coïncide souvent avec la disparition de la toux émétisante.

En même temps que cette suppression des médicaments on devra faire le traitement hygiénique local de l'estomac. Il faudra, comme l'a dit Peter, « entourer l'estomac de soins pieux ». En effet, le malade qui présente de la toux émétisante est à ce double titre un dyspeptique en même qu'un tuberculeux. Il faut donc, en pareil cas, prescrire l'hygiène qui convient à un gastropathe. On ne peut, le plus souvent, agir que par tâtonnements. Il faudra, suivant les indications, empêcher, dans certains cas, l'emploi du vin et de l'alcool, même à très petites doses. Souvent le tuberculeux présente des signes d'alcoolisme chronique, soit que cet alccoolisme soit antérieur à sa tuberculose, soit qu'il résulte d'un traitement de sa maladie, dans lequel on a fait trop large l'emploi de l'alcool et des vins généreux. Parfois, au contraire, on devra prescrire les boissons alcoolisées. Tripier a obtenu plusieurs fois un bon résultat avec cette médication.

Il sera souvent aussi nécessaire de régler les heures des repas. Un certain nombre de tuberculeux à qui on a prescrit la suralimentation se croient obligés de manger à tout instant et sans discernement. Chaque ingestion des aliments précède la fin de la digestion antérieure et la trouble.

Souvent il est bon aussi de supprimer certains aliments jugés nuisibles, de faire prendre au malade la position couchée pendant une heure ou deux après le repas.

Parfois l'excitabilité des filets gastriques du nerf vague est due à la présence dans l'estomac de corps étrangers. Les corps étrangers peuvent n'être que le résidu d'une digestion non terminée et indiquer un certain degré de dilatation de l'estomac. La sonde stomacale, en retirant ces résidus, rendra des services appréciables.

Dans certains cas, l'irritation de la muqueuse gastrique peut être due au contact de crachats abondants. Certains malades ont la mauvaise habitude de déglutir une partie de leur expectoration. Nous avons présente à la mémoire cette obervation inédite d'un de nos maîtres, le docteur Mouisset. Il s'agissait d'un malade de son service dont les lésions pulmonaires étaient très avancées, la toux fréquente et dont l'expectoration n'était pas comme quantité en rapport avec ce qu'elle aurait dû être. Ce malade, après l'ingestion des aliments, était pris de quintes de toux qui provoquaient le vomissement. M. le docteur

Mouisset eut l'idée de lui faire pratiquer des lavages de l'estomac. La sonde permit de retirer chaque fois une quantité considérable de gros crachats nummulaires. Chaque lavage coïncida toujours avec une atténuation marquée de sa toux émétisante. Dans cette observation l'excitabilité de la muqueuse gastrique était due en grande partie à la présence de crachats dans l'estomac.

En même temps que la suppression de certains médicaments jugés nuisibles et que les prescriptions de l'hygiène de l'estomac, comme la plupart des tuberculeux qui présentent de la toux émétisante sont en même temps des névropathes, il faut s'appliquer à diminuer leur réaction générale. C'est là un traitement complexe dans lequel l'hydrothérapie, sous toutes ses formes, bains prolongés, douches chaudes ou froides, le grand air, l'éducation morale des malades, les préparations bromurées trouveront place. C'est un chapitre que nous avons longuement traité tout à l'heure à propos du traitement des toux inutile et utile. Il s'applique entièrement au traitement de la toux émétisante.

Après l'essai de ces divers traitements, si le succès ne se produit pas, on pourra alors avoir recours à la thérapeutique pour diminer la sensibilité locale de l'estomac. Mais il semble logique d'attendre l'insuccès des prescriptions hygiéniques pour s'adresser aux médicaments.

Cette thérapeutique de la toux émétisante est extrêmement variée. Cette variété des médicaments préconisés prouve qu'il n'y a pas de remède particulier, mais des médications.

Tout d'abord il est bon d'essayer un traitement local externe.

On fait de la révulsion au niveau de la zone de l'estomac avec de l'éther, du chlorure de méthyle, en pulvérisations.

On peut s'adresser aux pointes de feu, aux vésicatoires, à la morphine.

Très souvent le résultat est nul.

On cherche alors à modifier la sensibilité de la muqueuse stomacale. C'est ainsi que Bonnel (1) a obtenu parfois d'heureux résultats par l'emploi de l'eau oxygénée. Il se demande, sans pouvoir conclure, si elle agit, comme la potion de Rivière, par le dégagement de gaz, ou par action sur le processus digestif, ou enfin par la neutralisation des propriétés toxiques de quelques ptomaïnes.

L'administration de glace après le repas a fourni à Mathieu (2) d'excellents résultats.

Guéneau de Mussy (3) prescrit après chaque repas une ou deux pilules contenant chacune 1 centigramme d'extrait de belladone. Il a encore obtenu quelques succès par l'administration, avant le repas, de deux ou trois gouttes de laudanum ou du valérianate d'ammoniaque. Peter (4) et Lyon (5) ont employé aussi ce mode de traitement.

Germain Sée (6) donne pendant le repas cinq à dix gouttes de teinture d'iode. MM. Roque et Cartier ont aussi employé la teinture d'iode associée au chloroforme.

M. Pécholin a préconisé l'emploi d'un mélange renfer-

(1) Bonnel : *Loc. cit.*

(2) Mathieu : *Loc. cit.*

(3) Guéneau de Mussy : *Loc. cit.*

(4) Peter : *Loc. cit.*

(5) Lyon : *Gaz. des Hôp.*, 3 sept. 1893.

(6) G, Sée ; *Acad, de méd, de Paris,* 1889,

mant de l'acide phénique pur et des gouttes noires anglaises.

Empis a employé la strychnine à petites doses. Lichtwitz (1), à la suite de Bouchard, prône ce médicament comme le meilleur. Mais la strychnine s'adresse surtout à la toux d'origine centrale.

Tripier (2), avec de petites doses d'alcool après chaque repas, a obtenu trois fois de bons résultats.

Peter (3) cite aussi le cas d'un malade guéri de vomissements dus à une toux à point de départ gastrique, par l'administration de 60 grammes d'alcool en potion.

M. G. Lyon (4) a conseillé l'emploi de la potion de Rivière.

Debove (5) a encore fait des lavages de l'estomac soit avec de l'eau bicarbonatée, soit avec de l'eau chloroformée. Il a fait suivre ce lavage de l'alimentation par la sonde. Pour lui, le passage de la sonde amènerait une anesthésie momentanée et empêcherait la production du réflexe.

MM. Potain (6) et Teissier ont employé aussi le lavage de l'estomac et l'alimentation par la sonde, mais sans résultats bien appréciables.

Les bons effets des lavages, quand ils existent, s'expliquent de deux façons. Ils peuvent supprimer certaines causes irritantes comme dans le cas de ce malade du

(1) Lichtwitz : *Sem. méd.*, 1895, p. 266.
(2) Tripier : *Académie de médecine.*
(3) Peter : *Loc. cit.*
(4) G. Lyon : *Clinique thérapeutique.*
(5) Debove : *Semaine médicale*, 1883.
(6) Potain ; *Société anatomique*, 1879.

Dr Mouisset dont nous venons de parler. Ils font la toilette de l'estomac. En même temps, ils peuvent agir comme agit chez certains névropathes non tuberculeux le passage de la sonde dans la suppression de leurs vomissements. Cela s'explique d'autant mieux qu'un certain nombre de ces tuberculeux sont en même temps des névropathes.

Mathieu (1) a préconisé le menthol. Ce médicament a fait le sujet de la thèse du Dr Despiney (2).

On donne le menthol en potion ou en cachets à la dose moyenne journalière de 5 à 20 centigrammes. Dans un cas, pris sous la forme pilulaire, son effet a été nul. Il n'agirait qu'à la condition d'être pur, car l'addition d'une substance étrangère empêche généralement son efficacité. « En général, dit le Dr Despiney, le menthol arrête immédiatement les vomissements. Malheureusement, son action ne paraît pas durable, cinq fois sur seize la disparition des vomissements ne dure que peu de jours. »

Le menthol semble agir directement, soit sur le pneumogastrique, soit sur le grand sympathique. Son arrivée au niveau de l'estomac produit sans doute une anesthésie passagère de la muqueuse, qui empêche la production du réflexe.

Le bromure de potassium rend parfois de réels services dans le traitement de la toux émétisante.

Il est peut-être, avec l'eau chloroformée, le remède de choix dans le traitement de la toux émétisante des tuberculeux.

(1) Mathieu : *Société de thérapeutique*, 1896.

(2) R. Despiney : *Du menthol dans le traitement des vomissements de la tuberculose pulmonaire*, th. de Lyon, 1898.

« Parmi les médicaments qui trouvent leur indication chez les tuberculeux qui vomissent, le bromure de potassium et l'eau chloroformée sont ceux qui m'ont donné les meilleurs résultats. » (Mouisset) (1).

L'eau chloroformée réussit parfois dans des cas où tout autre médicament a échoué. Aussi est-il bon de la prescrire avant toute autre médication et cela dix à quinze minutes avant le repas.

On le voit donc, le traitement de la toux des tuberculeux est un traitement très complexe. Il demande, de la part du médecin traitant, une surveillance continuelle ; des explications qu'il doit répéter avec patience sans jamais se lasser ; des modifications nécessaires d'un jour à l'autre ; le régime de l'hydrothérapie bien administré ; des interventions fréquentes.

C'est donc un traitement dont les conditions se trouvent rarement réunies. A la ville, les conditions du grand air et du repos manquent le plus habituellement. A la campagne, le traitement sera plus facile, l'hygiène mieux assurée. Mais souvent il sera difficile de pratiquer fréquemment certaines petites interventions pourtant très efficaces dans le traitement de la toux. Dans les cas bénins, pour ceux où l'hygiène et l'éducation morale, la volonté suffisent, avec quelques prescriptions peu difficiles à remplir, si le malade est intelligent ainsi que son entourage, le séjour à la campagne peut suffire . Il n'en est pas de même, malheureusement, pour les cas plus compliqués. Il semble que pour ces derniers, au moins au début de leur affection, pour obtenir la disparition des symptômes

---

(1) MOUISSET : *Loc. cit.*

aigus, un séjour dans un établissement spécial sera préférable.

Dans un sanatorium, en effet, le malade, tout en usant des divers moyens de traitement (suralimentation, cure d'air, cure de repos), mis en œuvre pour la cure de sa maladie, bénéficiera, au point de vue de la toux, des meilleures conditions possibles.

En effet, les médecins attachés à l'établissement exerceront sur lui une surveillance de tous les instants, lui répéteront à satiété les principes à suivre pour diminuer ou supprimer ses quintes, entraîneront sa conviction, soutiendront sa volonté parfois défaillante, refréneront ses écarts et ses distractions.

L'exemple de ses voisins sera aussi au malade d'un grand profit. Des tuberculeux, atteints comme lui de toux pénible, pour le moment disparue ou diminuée, lui donneront courage dans la lutte entreprise. Il s'efforcera d'imiter l'exemple de ceux qui l'entourent. Cette école d'hygiène en commun de la toux lui sera le plus souvent d'un grand secours.

Dans les sanatoria, la pratique de petites interventions (cautérisations à l'acide lactique ou au galvano-cautère) est extrêmement facile. A tout établissement de ce genre doit être annexé un service complet pour l'examen du larynx, des fosses nasales, des oreilles. Cet outillage peu transportable, ces interventions fréquentes, les modifications subites de traitement, le malade pourra difficilement les trouver à son domicile.

L'usage de l'hydrothérapie, qui est si efficace pour le traitement des sujets nerveux, par la modification qu'il apporte à leur excitabilité, pourra être employé en temps opportun.

Habituellement aussi, les sanatoria sont construits sous des climats spéciaux, les plus favorables à la cure de la tuberculose. Ces climats auront une action bienfaisante sur le traitement de la toux. Si l'excitation périphérique est justiciable d'un traitement local, l'élément nerveux sera favorablement modifié par les diverses cures pratiquées au sanatorium. Ainsi, la cure de repos aura, sur le système nerveux du malade, une action sédative remarquable.

L'aération jouera aussi un rôle bienfaisant. « Par l'aération, dit le Dr Guetschell (1), le sommeil devient plus régulier, les sueurs nocturnes disparaissent et nous savons déjà que la toux et l'expectoration peuvent devenir absolument nulles sous l'influence d'un air pur, véritable pansement antiseptique venant s'appliquer sur la plaie pulmonaire. »

Le séjour au sanatorium sera donc le plus souvent bienfaisant pour la cure de la toux tuberculeuse. Loin de nous la pensée de dire que ce séjour est absolument nécessaire. Sans doute, un malade atteint de toux inutile peut se traiter à son domicile et guérir, s'il s'y trouve dans des conditions favorables au traitement. Mais nulle part il ne trouvera le même nombre de chances de guérison réunies comme dans un établissement fermé.

C'est l'avis de M. le professeur Brouardel (2) : « A la rigueur on conçoit, dit-il, qu'une personne habitant un

(1) Guetschel : *La guérison dé la tuberculose*, th. de Lyon, 1902.
(2) Brouardel : *La lutte contre la tuberculose*.

appartement spacieux, bien exposé, ayant des serviteurs dévoués, un médecin dont elle ne craint pas de multiplier les visites, peut se soigner dans son domicile. Cependant, le nombre de ceux qui peuvent établir chez eux une pareille discipline est extrêmement restreint.

« Le traitement du tuberculeux à domicile est donc possible. Mais, même pour les privilégiés, il est bien difficile de le suivre dans toute sa rigueur. »

Pour les tuberculeux, la surveillance de la famille est le plus souvent nuisible. Il faut leur imposer une règle de conduite inflexible.

La plupart de ces malades sont des neurasthéniques qui demandent une action morale continuelle de la part du médecin traitant.

Le rôle moral et pédagogique de ce dernier est extrêmement important. Le médecin doit connaitre l'état psychique de ses pensionnaires, aussi bien qne leur état physique.

Pour modifier dans un sens favorable l'état du système nerveux du malade, il faut lui rendre agréable la cure du sanatorium, pour lui faire moins regretter la vie de famille qu'il vient de quitter ; il faut lui faire perdre les mauvaises habitudes contractées auprès des siens ; il faut remonter constamment son moral, lui permettre des distractions tranquilles et lui rendre, si possible, la gaieté.

Écoutons, à ce propos, l'avis d'un de nos maîtres les plus autorisés. Le Dr Mouisset a écrit:

« Les distractions, la camaraderie, la gaieté, sont des aides précieux dont il ne faut pas se priver. Le médecin doit chercher à les donner au tuberculeux comme compagnons de route, dans la longue étape qu'il a à fournir pour arriver à la guérison. »

On arrivera ainsi, par une hygiène physique, intellectuelle et morale bien comprise, à régulariser le fonctionnement du système nerveux du tuberculeux, et à exercer une influence réelle et bienfaisante sur la maladie tout entière, et sur la toux en particulier.

CONCLUSIONS

I. — L'étude physiologique de la toux est utile pour la compréhension de certains faits cliniques.

II. — Dans la tuberculose pulmonaire chronique, la toux peut revêtir presque tous les caractères de la toux en général.

Ses caractères sont assez nettement tranchés à chaque période de la maladie.

III. — Au cours de la tuberculose pulmonaire chronique la toux peut être la cause d'accidents multiples et graves et assombrir beaucoup le pronostic de la maladie.

Elle constitue un danger pour l'entourage du malade.

IV. — A ce double point de vue il convient de la traiter.

Pour la toux *inutile*, tout en faisant, si c'est nécessaire, le traitement causal, celui de l'excitation périphérique, il faut combattre l'excitabilité anormale des centres nerveux, toujours par l'éducation de la volonté des malades, par l'hygiène générale combinée avec celle des voies respiratoires, très souvent par l'hydrothérapie, et quelquefois par l'administration de certains médicaments prescrits à doses légères et continués pendant peu de temps.

Pour la toux *utile*, l'éducation du malade s'impose comme pour la précédente.

La toux émétisante est souvent d'un pronostic grave.

On doit donc la traiter. Pour obtenir ce résultat, il faut modifier les troubles fonctionnels qui produisent les vomissements par l'hygiène locale de l'estomac, par l'hygiène générale du malade et par la prescription de certains médicaments destinés à combattre l'hyperesthésie de la muqueuse gastrique.

BIBLIOGRAPHIE

ADER. — État actuel du traitement médicamenteux de la tu
berculose pulmonaire, thèse de Nancy, 1899.

AUSSET. — Les Sanatoria, leur nécessité et leurs avantages,
Echo médical du Nord, Lille, 1900.

ARLOING. — Leçons sur la tuberculose, Paris, 1892.

ARLOING (F.). — Thèse de Lyon, 1902.

ARONHSON. — Quelques considérations sur la tuberculose pulmonaire et sur l'effet favorable des inhalations de menthol, thèse de Lyon, 1895.

AYMARD. — De la curabilité de la tuberculose pulmonaire,
thèse de Montpellier, 1893.

BARD (L.). — De la phtisie fibreuse chronique, thèse de Lyon,
1879.

— Des formes cliniques de la tuberculose pulmonaire,
Congrès de Montpellier, 1888.

BARÉTY. — Thèse de Paris, 1874.

BARNHILL. — In *Laryngoscope*, January 1878.

BARTH et ROGER. — Traité pratique d'auscultation.

BATHS (Henry). — Thérapeutique de la tuberculose Paris, 1896.

BATTLE (Étienne). — Diagnostic précoce de la phtisie pulmonaire chronique, 1888.

BEAULAVON. — Traitement de la tuberculose pulmonaire dans
les sanatoria, thèse de Paris, 1896.

BENNETT. — Recherches sur le traitement de la phtisie pulmonaire par l'hygiène et les climats, Paris, 1874.

BERLIOZ. — Manuel de Thérapeutique.

BERNHEIM. — Traité clinique de la phtisie pulmonaire.

— Le sanatorium des tuberculeux, Paris, 1896.

BERTHIER. — Traitement des vomissements des phtisiques, *Presse médicale*, 1898.

BEYLISS. — The local treatment of chronic coughs, *Med. Rec.* New-York, tome XLV.

BLOCH. — Quatrième congrès pour la lutte contre la tuberculose, Paris, 1898.

BLUMBERG. — Inaugural dissertation, Dorpat, 1865.

BOULLET. — Prophylaxie et traitement de la tuberculose par l'hygiène et les sanatoria, thèse de Paris, 1898.

BOUVERET (L.). — Maladies de l'estomac.

BRESGEN. — Zur Frage des nervoesen Hustens, *Berlin. klin. Wochensch.*, 1887.

BROUARDEL. — La lutte contre la tuberculose. Paris, 1901.

BROWN-SÉQUARD. — Art. Toux, Dictionnaire Larousse.

BRUEN. — Antypirin in spasmodic cough . *Univ. M. Mag.*, Philadelphie, 1888-1889, Tome I.

CASTELLI (P.-V.). — De tussi, In *Exercitationes Med. Tolosæ.*

CATTET. — De quelques symptômes du début de la tuberculose pulmonaire et de leur rapport avec l'irritation du pneumogastrique, thèse de Paris, 1879.

CHAPPELL (W.). — Coughs ; their causes and treatment, *New-York Med. Journ.*, 1892.

CHEESMANN. — Oxalat of cerium as a remedy for cough, *Med. Rec. New-York*, 1888, tome XXXIII.

CHESNAY. — Traitement hygiénique de la tuberculose pulmonaire à l'air libre et au repos, thèse de Paris, 1891.

CHUQUET. — L'hygiène des tuberculeux, Paris, 1899.

COLLIER (Mays). — The Diagnosis of cough. *The Lancet*, 1897.

COURTOIS-SUFFIT et BOULLET. — Traitement de la tuberculose pulmonaire par l'aération continue, *Gaz. des Hôp.*, 1890 (24 mai).

COX. — In *Laryngoscope*, march 1897.

COZZOLINO. — La cura del tubercolito pulmonare nel sanatorio, Turin, 1901.

CROOK (James). — Observations on cough and cough remedies, *New York Med. Journ.*, 1889, tome XLIX.

CURTIN. — Sandalwood oil as a remedy for cough, *Philadelphia Hosp. Rep.*, 1890, tome I.

DAMASCHINO. — Leçons sur la tuberculose, 1891.

DARENBERG. — Traitement de la tuberculose, *Bulletin de Thérapeutique*, Paris, 1890.

DARENBERG. — Phtisie pulmonaire, 1892.

DARMEZIN. — Variations du poids dans la tuberculose pulmonaire chronique, thèse de Lyon, 1901.

DEBOVE. — Leçons sur la phtisie, *Semaine Méd.*, 1883.

DESCHAMPS. — Étude critique du traitement de la tuberculose par les climats d'altitude, thèse de Paris, 1896.

DESPINEY (Raymond). — Du menthol dans le traitement des vomissements de la tuberculose pulmonaire, thèse de Lyon, 1898.

DETTWEILER ET REBLAUD. — Traitement hygiénique de la tuberculose pulmonaire.

DIDAMA. — *Med. Rec. et Gaz. des Hôp.*, 1894.

DIEULAFOY. — Tuberculose larvée des trois amygdales, *Acad. de Méd.*, 1895.

DOWNIE (Walter). — Toux auriculaire, *The Lancet*, juin 1888.

DUFF. — Oxalat of cerium in sever and chronic cough, *Pittsburg, Med. Journ.*, 1882, tome II.

EBSTEIN. — Valeur du traitement de la tuberculose par les sanatoria, thèse de Lyon, 1902.

EGIDI. — Hypertrophie de la luette et toux obstinée, *Arch. ital. de Laryngol*, 1888.

EMPIS. — De la granulie, 1865.

ESPINA Y CAPO. — Diagnostic précoce de la tuberculose pulmonaire, thèse de Paris, 1888.

FAISANS. — Maladies des organes respiratoires (Section du biologiste).

FERNET. — *France Médicale*, 1877.

FERRAND. — *Société de Thérapeutique*, 1896.

FINDLEY. — Cough ; causes and treatment, *Med. Journ.*, Philadelphie, 1896. — 7. III.

FLÜGGE. — *Soc. de Méd. berl.*, 1899.

FOX. — *Acad. de Méd. britann.*, 1869.

FOTHERGILL. — The treatment of early phtisis, *Practitioner*, sep. and oct. 1878.

FOURNET. — Recherches sur la première période de la phtisie pulmonaire, 1839.

FRAENKEL. — *Deutsch. med. Wochensch.*, 1886.

Fraenkel. — Influence des dérivés de la morphine sur la toux, *Presse Médicale*, 1899.

Furet. — *Société française d'otologie, laryngologie et rhinologie* (Congrès de mai 1895).

Gallois et Bonnel. — De l'eau oxygénée comme moyen de traitement des vomissements de la grossesse et de la tuberculose, *Société de Thér. et Sem. Méd., Paris*, 1898.

Garcie. — Tuberculose et système nerveux, thèse de Toulouse, 1899.

Geer (Edwin). — How to treat a cough, *New-York Med. Journ.*, 1895.

Glinéanu. — Rapports de l'hystérie avec la tuberculose pulmonaire, thèse de Paris, 1895.

Goureau. — Toux opiniâtre due à l'hypertrophie de l'amygdale, *Act. Méd.*, 1892.

Graber. — Genese Auscultation und Qualitaet des Hustens, 12°, Breslau, 1875.

Grancher. — Maladies de l'appareil respiratoire, Paris, 1890.

Grancher et Hutinel. — Artcle Phtisie, Dict. de Dechambre.

Guder. — Contribution à l'étude de la toux réflexe, et en particulier de la toux auriculaire. *Revue de Laryng.*, Paris, 1894, tome XIV.

Guéneau de Mussy. — *Revue de Méd.*, Paris. 1889.

Guetschel. — La guérison de la tuberculose, thèse de Lyon, 1902.

Hack (William). — Neue Beitrage zur Rhinoscopie. *Wien. med. Wochensch.*, 1882.

Heimann. — *Soc. de méd. berl.*, 1899.

Hérard, Cornil et Hanot. — La phtisie pulmonaire, Paris, 1888.

Heryng. — La curabilité de la phtisie du larynx et son traitement chirurgical, trad. par Schiffers, Paris-Bruxelles. 1888.

Herzog. — Cough of nasal origin with report of a case. *Med. News*, Philadelphia, 1893, tome LXII.

Holstein (Wl. de). — *Semaine Médicale*, 1892.

Jaccoud. — Curabilité et traitement de la tuberculose pulmonaire, Paris, 1881.

Jacquin. — De la toux pharyngée. *Soc. fr. d'otolog., laryngol. et rhinologie et Presse Méd.*, 1899.

Jennings Lee. — Cough and expectoration. A repetorial index of their symptoms, *New-York Med. Journ.*, 1884.

Knopf. — The hygienic, educational and symptomatic treatment of pulmonary tuberculosis, *N. Y. Med. Rec.*, 13 feb. 1897.

— Traitement et prophylaxie de la tuberculose pulmonaire par les sanatoria, 1900.

Koch (P.). — Considérations sur la toux dite nerveuse, *Annales des maladies du larynx et de l'oreille*, 1888.

Krimer (W). — Untersuchungen über die naechste Ursache des Hunstens, Leipzig, 1819.

Krishaber et Peter. — Diction. encyclop. des sciences médic.

Lalesque. — *Journal de Méd. de Bordeaux*, 1901.

— *Gaz. des Hôp.*, mars 1901.

Landouzy. — Injection d'eau stérilisée au cou, *Progrès médical*, 1880.

Lasègue. — De la toux hystérique, *Archives gén. de méd.*, 1853.

Leaning. — Cough : it uses, significance and indications, *Rec. Med.*, N.Y., 1891, XXXIX.

Lefrançois. — Exposé des méthodes thérapeutiques employées dans le traitement de la tuberculose pulmonaire, thèse de Paris, 1896.

Lereboullet et Richin. — Critique des expériences de Koths à propos du centre tussigène, *Gaz. Heb.*, 1874. Dictionnaire Dechambre, article Toux.

Leriche. — Isolement des tuberculeux. Résultats qu'on obtient dans les sanatoria. *Revue crit. de Méd. et de Chir.*, 1900.

Lermoyez. — Des végétations adénoïdes tuberculeuses, *Presse médicale*, 1895.

Lichtwitz. — *Semaine Méd.*, 1895.

Longuet. — La toux nasale, *Union médicale*, 1884.

Lyon (Gaston). — Clinique thérapeutique, *Gaz. Hôp.*, sept. 1893.

Mackensie. — On nasal cough and the existence of a sensitive reflex arnea in the nose, *Americ. Journ. of the Sciences*, juillet 1883.

Marfan. — Thèse de Paris, 1887.

— Art. Phtisie, Dict. de Médecine Charcot-Bouchard.

MARIGLIANO. — Klinische Formen der Lungentuberkulose, *Berl. Klin. Wochensch*, 1892.

MARTINET (Alfred). — Les toux dites réflexes ; leur traitement, *Presse Médicale*, 23 janvier 1902.

MATHIEU. — *Société de thérapeutique*, 1896.

MAYS (Thomas). — *Ther. Gazette*, juin 1897.

MERKLEN. — Hygiène des tuberculeux, Paris, 1896.

METCALFE. — The treatment of cough by manipulation, *Med. Rec.*, New-York, 1894, tome XLV.

MILLON. — La toux pharyngée chez les enfants, *Journ. de Méd. de Paris*, nov. 1896.

MOELLER. — Les sanatoria pour le traitement de la phtisie pulmonaire, Bruxelles, 1894.

MONTALTI. — Thèse de Lyon, 1899.

MOUISSET. — Traitement individuel des tuberculeux, *Lyon méd.*, 1901.

MÜLLER. — De la toux utérine, thèse de Paris, 1897.

NETTER et BEAUVALON. — *Quatrième Congrès pour la lutte contre la tuberculose*, Paris, 1898.

NOCARD. — Les tuberculoses animales, Encycl. des Aide-mémoire.

NOTHNAGEL. — *Gaz. hebdom.*, 1868.

ORTH. — Lehrbuch der pathologischen Anatomie.

PALAS. — Toux pharyngée chez les enfants, thèse de Paris, 1896.

PATIN. — Étude sur les symptômes du début de la tuberculose pulmonaire, thèse de Paris, 1894.

PÉGURIER. — Traité rationnel de la phtisie pulmonaire, thèse de Paris, 1901.

PETER. — Hygiène de la tuberculose, *Bulletin thérapeutique*, 1897 ; *Cliniques médicales*, 1879.

PETIT (L.). — Le phtisique et son traitement hygiénique.

POGREBINSKY. — *Medycyna*, Varsovie, 1887.

POTANI. — *Société anatomique*, 1879.

PRAFANTER. — Toux utérine, *Semaine médicale*, 1894.

QUINQUETORI. — De l'hystérie chez l'homme. Difficulté dans certains cas du diagnostic entre cette affection et la phtisie pulmonaire au début, thèse de Paris, 1886.

RANGÉ. — De la toux nerveuse, *Bulletin médical*, Paris, 1891.

RAYNAL. — Contribution à l'étude des vomissements dans la tuberculose pulmonaire, thèse de Lille, 1880, *Revue de la tuberculose*.

ROBINSON BEVERLEY. — Toux réflexe nocturne due au gonflement des cornets, *Semaine médicale*, 1895.

ROSENTHAL. — Die Athembewegung und ihre Beziehungen zum Nervus vagus, Berlin, 1862.

ROUSSEF. — Thèse de Genève, 1890.

SABOURIN. — Traitement rationnel de la phtisie 1896.

— Hygiène de la toux et des crachats, in *Journal de Médecine et de Chirurgie*, 1876.

SCHRŒDER. — Traité de la toux des phtisiques, *Presse médicale*, 1897.

SCHWALBE. — *Arch. de Virchow*, 1889.

SEÉ (G.). — *Académie de médecine*, Paris, 1889.

— Phtisie bacillaire, 1884.

SOGNIÈS. — Traitement prophylactique de la tuberculose, Nancy, 1899.

SOULIER. — Traité de thérapeutique.

THIÉNOT. — Isolement des tuberculeux et utilité du traitement par les sanatoria, *Médecine moderne*, 1900.

TRASKER. — Toux d'origine nasale, *Wickley Med. Rec.*, 1891.

TRASTOUR. — Toux splénique, toux hépatique, aspect cachectique pouvant faire craindre la tuberculose pulmonaire, *Journal médical de l'Ouest*, Nantes, 1882, XVI.

TRIPIER. — *Académie de médecine*.

TROISIA et BERGÉ. — Traité de la tuberculose pulmonaire.

— Traité de thérapeutique de Robin. VIII, 1896.

TROUSSEAU. — Leçons de clinique médicale.

VARDA. — Vomissements chez les tuberculeux, thèse de Paris, 1876.

VIGENAUD. — La tuberculose, sa prophylaxie, son traitement, Paris, 1898.

VILLEMIN. — Études sur la tuberculose, 1868.

VULPIAN. — Sur la production de la toux par excitation de la membrane muqueuse du larynx, *Archives de physiologie*, 1882.

WALTERS. — On the climatic treatment of phtisis, *The Lancet*, 20 novembre 1897.

WALSHE (W.-H.). — Traité clinique des maladies de la poitrine, 1870. Traduit par Fonssagrives.

WEILL. — *Revue de médecine*, juin 1893.

WEISS. — *Médecine moderne*, 1902.

WOILLEZ. — Moyens simples d'arrêter les vomissements provoqués par la toux chez les malades atteints de tuberculose pulmonaire, *Bulletin général de thérapeutique*, Paris, 1873.

YHITZ. — Séméiologie, physiologie, pathologie et traitement de la toux dans la tuberculose pulmonaire, thèse de Paris, 1876.

ZANONI. — Le traitement de la tuberculose pulmonaire d'après les travaux du Congrès de Naples, *Semaine médicale*, 1900.

TABLE DES MATIÈRES

CHAPITRE PREMIER

Sommaire. — Définition de la toux. — Son mécanisme. — Toux
d'origine respiratoire et extra-respiratoire. — Impressions périphériques. — Toux respiratoire : larynx, trachée, bronches,
plèvres, pharynx, base de la langue, voile du palais, fosses
nasales. — Toux extra-respiratoire : péricarde, œsophage,
estomac, organes génitaux et urinaires, oreille. — Voies centripètes. — Voies centrifuges. — Centres nerveux. — Rapports de
la toux expérimentale et de la toux pulmonaire tuberculeuse.

CHAPITRE II

Sommaire. — La toux peut être sèche, humide, brève, prolongée,
superficielle, profonde, quinteuse, coqueluchoïde, sonore, voilée,
caverneuse. — Toux utile, inutile. — Les animaux tuberculeux
toussent. — Chez l'homme au premier degré : toux sèche ou quinteuse. — Ses différents caractères. — Influence de la névropathie. — Deuxième degré : toux plus fréquente, humide. — Troisième degré : toux grasse, caverneuse, éteinte.

CHAPITRE III

Sommaire. — Fatigue indirecte, directe. — Congestion cérébrale. —
Troubles du larynx et des poumons. — Douleurs thoraciques. —
Pneumothorax. — Hémoptysies. — Vomissements. — Pathogénie
de la toux émétisante. — Contagion.

CHAPITRE IV

Lyon. — Imp. A. Storck & Cie, 8, rue de la Méditerranée.

www.ingramcontent.com/pod-product-compliance
Ingram Content Group UK Ltd.
Pitfield, Milton Keynes, MK11 3LW, UK
UKHW022102070726
13613UKWH00002B/915